現代類聚方

薬学博士　田畑隆一郎 著

源草社

はじめに

　本書は今を去る 163 年前に尾台榕堂先生により著わされた不朽の名作「類聚方広義」に倣って、漢方家必携の座右の書として試みたものである。

　即ち「傷寒論」「金匱要略」の原文を掲げ、条文で云うところの"方意"を二味の薬徴理論を用いて帰納した。また漢法治病原則に準拠して二味の薬徴を組み合わせて薬方の方格を立体的に示した。薬方機能図である。この図は六病位に於いてその薬方が位置する場所、つまり病位を明確に示すだけでなく、薬方を構成する生薬の比率、薬力（虚実に応じた）が理解できるし、証の流れに応じて発展する薬方の変化、そして加減方のあり方、合方、兼用方の妥当性まで立証して余すところがない。

　病人の呈する証と術者が武器として立ち向かわせる薬方の証が相対しなければ病は治癒しない。考えてみるとこの二つの証は楯の表とうらみたいなもので、表現の方法は違っても実は同じものなのである。"医は意なり"と云われる。

　いつもそばに置いて、"証"を求める手助けとなり、また誤りがあればいつでも気づかせてくれる伴侶を求めていた。

　それが「現代類聚方」である。

著者

凡　例

　本書に収載した薬方は主として「傷寒論」「金匱要略」中のもので、後世方は本書の性格上収載されていない（索引では※印）。

　奥田謙蔵著「傷寒論講義」を底本とし、藤平健主講「類聚方広義解説」、拙著「漢法フロンティア」を主な参考文献とした。

　薬方機能図は

　汗の操作によって病を除こうとする**太陽病**では機能図を上方または右方に伸ばし、自汗有る者つまり虚証は ○ 印、虚証に関わる二味の薬徴は点線 ┊┄┄┄┄┄┊ で囲み、汗なき実証の指示は ● 印、薬徴は ┊┄┄┄┄┄┊ で囲んだ。

　治法を清解、中和に求める**少陽病**の機能図は方形とし、太陽病に接する虚証を ◇ 印、陽明病に接する実証を ◆ 印で指示し薬徴は ▭ で囲んだ。少陽病の主治する範囲は大変に広いので、一つの薬方機能図の中にさまざまな囲みが出てくるのはそのためである。

　排便性治癒機転を求める**陽明病**の記号は ■ で示し、機能図は縦長に画き、対する薬徴は太い実線 ▮ で囲んだ。

(4)

陰証三病はいずれも温め補いながら緩和に病邪を排除する病期である。応じる二味の薬徴は二重実線 ☐ で示した。

　また**太陰病** ☆、**少陰病** ☆☆、**厥陰病** ☆☆☆の証はそれぞれ、陽明病、太陽病、少陽病の証と表とうらの関係にあると考えられるので、薬方機能図は　太陽病══少陰病、少陽病══厥陰病、陽明病══太陰病　に似させて画くと、薬方の運用はわかり易くなる。

　薬方は煎じるのを原則とし、分量はすぐ使える量で、通常 400㎖より 200㎖に煎じつめ、1/3 ずつ朝夕服用とするので、1 日半服めることになる。急性症の場合はこの限りではない。

　単位は g である。また生姜とあるのは文字通りナマのヒネショウガのことで 1g は 500 円硬貨 1 ヶとするがよい。乾姜で代用するときは 1/3 ぐらいがよい。

　附子剤は瞑眩することがあるので一時間以上時間をかけて煎じるのがよい。また乾姜附子湯より虚証の薬方は修治しない生附子を用いよ、と指示してあるので図中附子 2.0 〜 とあるのはその故である。附子の使い方は疾医への岐路となる。

目　　次

はじめに　(3)　　凡例　(4)

索引　(14)

薬方名別索引　(14)

症候名別索引　(17)

1. 救急、疲労倦怠、遷延した病　(17)
2. 脈候　(18)
3. 寒・冷・厥　(18)
4. 発熱、暑がり、ほてり　(20)
5. 上衝　(21)
6. 頭痛、頭冒　(22)
7. めまい　(22)
8. 短気 (呼吸促迫)、少気 (浅表性呼吸)　(23)
9. 喘 (呼吸困難)、欬　(24)
10. 心胸部の異常　(25)
11. 心下部の異常　(25)
12. 胸脇部の異常　(26)
13. 煩、煩躁、狂癇　(26)
14. 悸・動　(28)
15. 汗の異常　(28)
16. 渇、乾　(29)
17. 胃　(30)
18. 呕、呕吐、噫、噦　(31)
19. 黄　(33)
20. 腹候、腹満、腹痛　(33)
21. 下利　(34)
22. 便秘　(35)
23. 小便の異常　(36)
24. 浮腫　(37)
25. 体痛、麻痺　(38)
26. 外科的疾患、出血　(39)
27. 皮膚の病　(40)
28. 婦人の病　(41)
29. 小児の病　(41)
30. 目・耳・鼻・口の病　(42)

目　　次

I　漢法治病原則 *2*

II　太陽病類 *13*

   1.　太陽ノ病タル、脈浮ニ。頭項強リ痛ミ、而シテ悪寒ス。 *14*
   2.　桂枝湯 *15*
   3.　桂枝加桂湯 *20*
   4.　桂枝加黄耆湯 *21*
   5.　桂枝加厚朴杏仁湯 *23*
   6.　桂枝加葛根湯 *25*
   7.　桂枝去芍薬湯 *26*
   8.　桂枝麻黄各半湯 *28*
   9.　桂枝二越婢一湯 *30*
 10.　葛根湯 *32*
 11.　葛根加半夏湯 *35*
 12.　麻黄湯 *36*
 13.　麻黄加朮湯 *38*
 14.　小青竜湯 *39*
 15.　大青竜湯 *41*
 16.　続命湯 *43*

III　少陽病類

1. 少陽ノ病タル、口苦ク、咽乾キ、目眩メク也。	46
2. 小柴胡湯	47
3. 柴胡桂枝乾姜湯	50
4. 柴胡桂枝湯	52
5. 四逆散	55
6. 大柴胡湯	57
7. 柴胡加竜骨牡蛎湯	60
8. 桂枝去桂加茯苓朮湯	63
9. 桂枝甘草湯	65
10. 桂枝甘草竜骨牡蛎湯	66
11. 桂枝加竜骨牡蛎湯	67
12. 黄芩湯　黄芩加半夏生姜湯	69
13. 三物黄芩湯	71
14. 大黄黄連瀉心湯	73
15. 瀉心湯	75
16. 黄連解毒湯	77
17. 白頭翁湯	79
18. 半夏瀉心湯	81
19. 生姜瀉心湯	83
20. 甘草瀉心湯	85
21. 旋覆代赭石湯	87
22. 黄連湯	89
23. 麦門冬湯	91
24. 竹葉石膏湯	93
25. 半夏厚朴湯	95

目　　次

26.	厚朴生姜半夏甘草人参湯	97
27.	小半夏加茯苓湯	98
28.	五苓散	99
29.	茵蔯五苓散	102
30.	猪苓湯	103
31.	苓桂朮甘湯	105
32.	苓桂甘棗湯	107
33.	茯苓甘草湯	109
34.	茯苓杏仁甘草湯	111
35.	桂枝茯苓丸	113
36.	葛根黄連黄芩湯	116
37.	当帰四逆湯　当帰四逆加呉茱萸生姜湯	118
38.	黄耆桂枝五物湯	120
39.	沢瀉湯	121
40.	茯苓沢瀉湯	123
41.	苓桂味甘湯	125
42.	苓甘姜味辛夏仁湯	127
43.	甘草麻黄湯	129
44.	麻杏甘石湯	130
45.	越婢湯	132
46.	越婢加朮湯	134
47.	越婢加半夏湯	136
48.	甘草湯	137
49.	桔梗湯	138
50.	排膿湯	140
51.	排膿散	141
52.	甘草小麦大棗湯	143

53. 炙甘草湯	*145*
54. 栝呂薤白白酒湯	*147*
55. 栝呂薤白半夏湯	*149*
56. 枳実薤白桂枝湯	*151*
57. 小陥胸湯	*153*
58. 木防已湯	*155*
59. 梔子豉湯	*157*
60. 橘皮枳実生姜湯	*160*
61. 橘皮竹筎湯	*162*
62. 茯苓飲	*164*

IV　陽明病類　　　　　　　　　　　　　　*167*

1. 陽明ノ病タル胃家実也。	*168*
2. 白虎湯	*169*
3. 白虎加人参湯	*172*
4. 白虎加桂枝湯	*174*
5. 小承気湯	*175*
6. 厚朴三物湯	*177*
7. 厚朴七物湯	*179*
8. 大承気湯	*181*
9. 橘皮大黄朴消湯	*183*
10. 麻子仁丸	*184*
11. 調胃承気湯	*186*
12. 桃核承気湯	*189*
13. 大黄牡丹皮湯	*192*

目　　次

14.	抵当湯	*194*
15.	抵当丸	*197*
16.	茵蔯蒿湯	*198*

V　太陰病類　　　　　　　　　　　*201*

1.	太陰ノ病タル、腹満シテ吐シ、食下ラズ、自利益々甚ダシク、時ニ腹自ヅカラ痛ム。若シ之ヲ下セバ胸下結鞕ス。	*202*
2.	桂枝加芍薬湯	*203*
3.	小建中湯	*205*
4.	黄耆建中湯	*208*
5.	当帰建中湯	*210*
6.	桂枝加芍薬生姜各一両人参三両新加湯	*211*
7.	桂枝加大黄湯	*212*
8.	附子瀉心湯	*214*
9.	黄連阿膠湯	*215*
10.	麻杏薏甘湯	*217*
11.	苓姜朮甘湯	*219*
12.	人参湯（理中丸）	*221*
13.	桂枝人参湯	*223*
14.	大建中湯	*225*
15.	附子粳米湯	*227*
16.	呉茱萸湯	*229*
17.	芍薬甘草湯	*231*
18.	甘草乾姜湯	*233*

19.	大黄甘草湯	235
20.	大黄附子湯	237
21.	防已黄耆湯	239
22.	八味丸	241
23.	芎帰膠艾湯	244
24.	当帰芍薬散	247
25.	温経湯	250
26.	大黄䗪虫丸	252
27.	黄土湯	254
28.	酸棗湯	256
29.	乾姜人参半夏丸	258
30.	烏頭桂枝湯	260
31.	烏頭湯	262
32.	赤丸	265
33.	烏頭赤石脂丸	267

VI　少陰病類　　269

1.	少陰ノ病タル、脈微細ニ、但ダ寐ント欲スル也。	270
2.	麻黄附子細辛湯	271
3.	麻黄附子甘草湯	273
4.	桂枝去芍薬加麻黄附子細辛湯	275
5.	桂枝加附子湯	277
6.	桂枝附子湯　去桂加白朮湯	279
7.	甘草附子湯	281
8.	桂枝芍薬知母湯	283

目　次

9.　芍薬甘草附子湯　　　　　　　　　　*285*

10.　半夏散及湯　　　　　　　　　　　*287*

11.　真武湯　　　　　　　　　　　　　*289*

12.　附子湯　　　　　　　　　　　　　*292*

13.　赤石脂禹余糧湯　　　　　　　　　*294*

14.　桃花湯　　　　　　　　　　　　　*296*

15.　乾姜附子湯　　　　　　　　　　　*298*

16.　白通湯　　　　　　　　　　　　　*300*

17.　四逆湯　　　　　　　　　　　　　*302*

18.　四逆加人参湯　　　　　　　　　　*305*

Ⅶ　厥陰病類　補遺方　　　　　　　　　*307*

1.　厥陰ノ病タル、消渇シ、気心ニ上撞シ、心中疼熱
　　シ、饑エテ食ヲ欲セズ、之ヲ下セバ利止マズ。　　*308*

2.　茯苓四逆湯　　　　　　　　　　　*309*

3.　通脈四逆湯　　　　　　　　　　　*312*

4.　通脈四逆加猪胆汁湯　　　　　　　*314*

補遺方　貴重薬

5.　牛黄　　　　　　　　　　　　　　*316*

6.　熊胆　　　　　　　　　　　　　　*317*

主な引用文献　*318*　　おわりに　*319*

索　引

■ 薬方名別索引

― ア ―

茵蔯蒿湯	198
茵蔯五苓散	102
烏頭桂枝湯	260
烏頭赤石脂丸	267
烏頭湯	262
温経湯	250
越婢湯	132
越婢加朮湯	134
越婢加半夏湯	136
黄耆桂枝五物湯	120
黄耆建中湯	208
黄芩湯	69
黄芩加半夏生姜湯	69
黄土湯	254
黄連湯	89
黄連阿膠湯	215
黄連解毒湯	77

― カ ―

葛根湯	32
葛根加半夏湯	35
葛根黄連黄芩湯	116
栝呂薤白白酒湯	147
栝呂薤白半夏湯	149
甘草湯	137
甘草附子湯	281
甘草麻黄湯	129
乾姜人参半夏丸	258
乾姜附子湯	298
甘草乾姜湯	233
甘草瀉心湯	85
甘草小麦大棗湯	143
桔梗湯	138
枳実薤白桂枝湯	151
橘皮枳実生姜湯	160
橘皮竹筎湯	162
芎帰膠艾湯	244
橘皮大黄朴消湯	183
桂枝湯	15

桂枝加黄耆湯	21
桂枝加葛根湯	25
桂枝加桂湯	20
桂枝加厚朴杏仁湯	23
桂枝加芍薬湯	203
桂枝加大黄湯	212
桂枝加芍薬生姜各一両	
人参三両新加湯	211
桂枝加附子湯	277
桂枝加竜骨牡蛎湯	67
桂枝去桂加茯苓朮湯	63
桂枝去芍薬湯	26
桂枝去芍薬加	
麻黄附子細辛湯	275
桂枝甘草湯	65
桂枝甘草竜骨牡蛎湯	66
桂枝芍薬知母湯	283
桂枝二越婢一湯	30
桂枝麻黄各半湯	28
桂枝人参湯	223
桂枝茯苓丸	113
桂枝附子湯	279

薬方名別索引

厚朴生姜半夏甘草人参湯		小半夏加茯苓湯	98	通脈四逆加猪胆汁湯
	97	小陥胸湯	153	314
厚朴七物湯	179	四逆散	55	抵当湯 194
厚朴三物湯	177	真武湯	289	抵当丸 197
呉茱萸湯	229	四逆湯	302	桃核承気湯 189
五苓散	99	四逆加人参湯	305	桃花湯 296
牛黄	316	赤丸	265	当帰建中湯 210
		旋覆代赭石湯	87	当帰四逆加
―サ―		続命湯	43	呉茱萸生姜湯 118
				当帰芍薬散 247
柴胡桂枝乾姜湯	50	―タ―		
柴胡桂枝湯	52			―ナ―
柴胡加竜骨牡蛎湯	60	大黄黄連瀉心湯	73	
酸棗湯	256	大黄甘草湯	235	人参湯 221
三物黄芩湯	71	大黄䗪虫丸	252	
梔子豉湯	157	大黄附子湯	237	―ハ―
梔子乾姜湯	157	大黄牡丹皮湯	192	
炙甘草湯	145	大建中湯	225	排膿湯 140
芍薬甘草湯	231	大承気湯	181	排膿散 141
芍薬甘草附子湯	285	大青竜湯	41	白通湯 300
赤石脂禹余糧湯	294	大柴胡湯	57	白通加猪胆汁湯 301
瀉心湯	75	沢瀉湯	121	白頭翁湯 79
生姜瀉心湯	83	猪苓湯	103	半夏瀉心湯 81
小柴胡湯	47	調胃承気湯	186	麦門冬湯 91
小建中湯	205	竹葉石膏湯	93	八味丸 241
小青竜湯	39	通脈四逆湯	312	半夏厚朴湯 95
小承気湯	175			半夏散及湯 287

(15)

		—ラ—	
白虎湯	169		
白虎加人参湯	172		
白虎加桂枝湯	174	苓桂味甘湯	125
茯苓飲	164	苓甘姜味辛夏仁湯	127
茯苓沢瀉湯	123	苓桂朮甘湯	105
茯苓甘草湯	109	苓桂甘棗湯	107
茯苓杏仁甘草湯	111	苓姜朮甘湯	219
茯苓四逆湯	309		
附子粳米湯	227		
附子瀉心湯	214		
附子湯	292		
防已黄耆湯	239		

—マ—

麻黄湯	36
麻黄加朮湯	38
麻黄附子細辛湯	271
麻黄附子甘草湯	273
麻杏甘石湯	130
麻杏薏甘湯	217
麻子仁丸	184
木防已湯	155

—ヤ—

熊胆	317

症候名別索引 1. 救急、疲労倦怠、遷延した病

■ 症候名別索引　　　　※印は後世方類。既刊「漢法治癒ノート」を参照

1. 救急、疲労倦怠、遷延した病

強壮剤（解肌）	→ 桂枝湯	15
病の初期	→ 葛根湯	32
長びく太陽病	→ 桂枝麻黄各半湯	28
長びく太陽病	→ 桂枝二越婢一湯	30
時日を経て解せず	→ 柴胡桂枝湯	52
ガス中毒	→ 麻黄加朮湯	38
脱汗を救う方	→ 大青竜湯	41
「下之早」を救う方	→ 小陥胸湯	153
虚を救う枢要六方	→ 小建中湯	205
虚労、精神困乏	→ 柴胡桂枝乾姜湯	50
虚労不足、汗出で悶え、脈結	→ 炙甘草湯	145
虚労、裏急、諸不足	→ 黄耆建中湯	208
虚労、腰痛	→ 八味丸	241
五労虚極、内に乾血有り、羸痩	→ 大黄䗪虫丸	252
大気一転、網打ちの方	→ 十全大補湯※	
但寐んと欲す	→ 少陰病	270
古い毒がこり固まって動かず	→ 葛根湯	32
脈促、心下堅、胸苦しい痼疾	→ 桂枝去芍薬加麻黄附子細辛湯	
		275
困すれども苦しむ所無し	→ 真武湯	289

(17)

ひどく手足を冷たがり、脈細	→	当帰四逆加呉茱萸生姜湯	118
精気脱すること甚だしく煩躁	→	乾姜附子湯	298
亡血	→	四逆加人参湯	305
病、依然として解せず煩躁	→	茯苓四逆湯	309
危篤の病	→	通脈四逆湯	312
病に立ち向かう心の奮起	→	牛黄	316

2. 脈候

脈浮弱	→	桂枝湯	15
脈浮緊	→	麻黄湯	36
脈促、胸満	→	桂枝去芍薬湯	26
脈促、項背強ばり、下痢	→	葛根黄連黄芩湯	116
脈結代、心動悸	→	炙甘草湯	145
脈細にして絶せんと欲す、手足厥寒	→	当帰四逆加呉茱萸生姜湯	118
脈微、亡血	→	四逆加人参湯	305
脈微にして絶せんと欲す、下利清穀	→	通脈四逆湯	312
脈浮滑	→	白虎湯	169
脈洪大、煩渇	→	白虎加人参湯	172
脈浮虚にして濇	→	桂枝附子湯	279

3. 寒・冷・厥

悪寒（やがて発熱）。脈浮に、 　　頭項強ばり痛み	→	太陽病	14

(18)

症候名別索引 2. 脈候／3. 寒・冷・厥

背中にイヤーな寒け	→	麻黄附子細辛湯	271
手足厥逆、面酔状の如し	→	苓桂味甘湯	125
手足厥寒、脈細にして 絶せんと欲する者	→	当帰四逆加呉茱萸生姜湯	118
四肢冷え（或は手に汗）腹直筋の 異常緊張	→	四逆散	55
つま先冷たく、のぼせ	→	桃核承気湯	189
寒がり、便秘し、胸もとつかえ	→	附子瀉心湯	214
冷え症、便秘	→	大黄附子湯	237
手足厥冷、吐利、頭痛、煩躁	→	呉茱萸湯	229
厥、煩躁、吐逆、肺中冷	→	甘草乾姜湯	233
腰以下冷えて重く、小便自利	→	苓姜朮甘湯	219
腰背冷えて痛む	→	五積散※	
冷え症、貧血、腹中疾痛	→	当帰芍薬散	247
冷え症、胃弱く下痢し易く	→	人参湯	221
寒気厥逆	→	赤丸	265
寒疝、腹痛	→	烏頭桂枝湯	260
四肢冷え、水っぽく寒がり	→	真武湯	289
手足寒、骨節痛	→	附子湯	292
悪寒止まず、四肢攣急	→	芍薬甘草附子湯	285
ひどく寒がり、疼痛激甚	→	甘草附子湯	281
手足厥逆、完穀下利	→	四逆湯	302
潜証で頻用	→	茯苓四逆湯合芍薬甘草附子湯 309	

4. 発熱、暑がり、ほてり

発熱して欬、心下に水気有り	→	小青竜湯	39
発熱、項背強	→	葛根湯	32
頭痛発熱、身疼腰痛、汗無くして喘	→	麻黄湯	36
発熱悪寒し、汗出でずして煩躁	→	大青竜湯	41
熱多く寒少なし	→	桂枝麻黄各半湯	28
熱多く寒少なし、渇・尿不利	→	桂枝二越婢一湯	30
熱気まとわりついて、食を欲せず	→	柴胡桂枝湯	52
虚証の発熱、気鬱	→	香蘇散※	
弛張熱	→	小柴胡湯	47
弛張熱	→	柴胡桂枝乾姜湯	50
身熱	→	小柴胡湯	47
発熱、頭項強痛し、			
汗無く、小便不利	→	桂枝去桂加茯苓朮湯	63
古びた熱を清解、心下痞鞕を解し	→	黄連解毒湯	77
大熱無し（伏熱有り）、汗出でて喘し	→	麻杏甘石湯	130
大熱無し（伏熱有り）、一身悉く腫れ	→	越婢湯	132
大熱無く（伏熱有り）、			
口躁渇し、心煩	→	白虎加人参湯	172
身に大熱無き者、			
頭面四肢まで熱無し	→	乾姜附子湯	298
表裏倶に熱し、大渇	→	白虎加人参湯	172
温瘧、骨節疼煩	→	白虎加桂枝湯	174

症候名別索引　4. 発熱、暑がり、ほてり／5. 上衝

陽明病の外証、身熱し、汗自ずから出で、

悪寒せず、反って悪熱す	→ 傷寒論 189 章	
蒸蒸として発熱、便秘	→ 調胃承気湯	186
潮熱を発し、脈滑にして疾	→ 小承気湯	175
潮熱有り、腹満して喘	→ 大承気湯	181
瘀熱裏に在り	→ 茵蔯蒿湯	198
四肢煩熱に苦しむ	→ 三物黄芩湯	71

手掌煩熱、唇口乾燥、

瘀血少腹に在りて去らず	→ 温経湯	250
手掌煩熱、虚労裏急	→ 小建中湯	205
反って発熱、脈沈（少陰病初期の温発）	→ 麻黄附子細辛湯	271
発熱・頭痛、水瀉性の下痢	→ 桂枝人参湯	223
仍ほ発熱（虚熱）、頭眩、下利	→ 真武湯	289
熱去らず、大汗出で	→ 四逆湯	302
裏寒外熱	→ 通脈四逆湯	312

5. 上衝

其の気上衝する者	→ 桂枝湯	15
奔豚を発す、気少腹より心に上衝	→ 桂枝加桂湯	20
奔豚と作らんと欲す、臍下悸し	→ 苓桂甘棗湯	107
気少腹より上って胸咽を衝き	→ 苓桂味甘湯	125
面熱し酔えるが如く、心下痞鞕	→ 瀉心湯	75

両頬紅赤、骨蒸労嗽、

脈結代・心動悸	→ 炙甘草湯	145

(21)

| いま赤くなった顔色、真寒仮熱 | → | 通脈四逆湯 | 312 |

6. 頭痛、頭冒

頭痛、項強	→	太陽病	14
割れんばかりの頭痛、奔豚	→	桂枝加桂湯	20
くも膜下出血など（真頭痛）	→	大青竜湯	41
緑内障など（雷頭痛）	→	大青竜湯	41
頭痛項痛、翕翕発熱	→	桂枝去桂加茯苓朮湯	63
頭痛して上逆	→	芎黄散※	
起床時に頭痛	→	釣藤散※	
胃腸の弱い者の頭痛とめまい	→	半夏白朮天麻湯※	
発作性の激しい頭痛、手足寒えて	→	当帰四逆加呉茱萸生姜湯	118
頭痛、水を飲まんと欲す	→	五苓散	99
頭の中重く、心下痞鞕	→	瀉心湯	75
経期に至る毎に頭痛、経水不調	→	桂枝茯苓丸	113
猛烈な頭痛、吐・利	→	呉茱萸湯	229
頭痛・発熱、水瀉性の下痢	→	桂枝人参湯	223
冒、気少腹より上って胸咽につき	→	苓桂味甘湯	125
冒眩に苦しむ	→	沢瀉湯	121
頭重、腹中諸疾痛	→	当帰芍薬散	247

7. めまい

| 目眩、口苦、咽乾 | → | 少陽病 | 46 |

症候名別索引　6. 頭痛、頭冒／7. めまい／8. 短気、少気

起てば則ち頭眩す、気胸に上衝し	→	苓桂朮甘湯	105
回転性めまい、心下に支飲あり	→	沢瀉湯	121
眩悸、卒かに呕吐し	→	小半夏加茯苓湯	98
涎沫を吐して癲眩、煩渇、尿不利	→	五苓散	99
めまい、胃反	→	茯苓沢瀉湯	123
中風卒倒、心下痞鞭	→	瀉心湯	75
必ず眩し、多く涎唾す、厥、煩躁	→	甘草乾姜湯	233

頭眩、振振として

地に僻れんと欲す、下利	→	真武湯	289
卒然として暈悶、手足厥逆	→	四逆湯	302

8. 短気 (呼吸促迫)、少気 (浅表性呼吸)

短気、胸中の気塞がる

(心疾患。心下に痞鞭、動悸、息切れ)	→	茯苓杏仁甘草湯	111

短気、胸中の気塞がる

(呼吸器疾患。上腹部痞え、喘鳴)	→	橘皮枳実生姜湯	160

短気し、微飲有るは

小便より之を去るべし	→	苓桂朮甘湯	105

短気し、微飲有るは

小便より之を去るべし	→	八味丸	241
身重く短気し、腹満して喘、燥屎	→	大承気湯	181
短気、骨節の疼み劇しく、汗出で	→	甘草附子湯	281
少気する者 (肺炎のときの気息微微)	→	梔子甘草豉湯	158
少気、虚羸	→	竹葉石膏湯	93

気息微微、脈微にして絶せんと欲す → 通脈四逆加猪胆汁湯　314

9. 喘（呼吸困難）、欬

微喘する者、表未だ解せず → 桂枝加厚朴杏仁湯　23

欬、発熱して → 小青竜湯　39

汗なくして喘、頭痛発熱 → 麻黄湯　36

喘急息迫 → 甘草麻黄湯　129

哮喘、汗出でて喘 → 麻杏甘石湯　130

欬して上気、眼脱する状の如く → 越婢加半夏湯　136

喘して汗出ず、脈促、利遂に止まず → 葛根黄連黄芩湯　116

こみあげる乾欬 → 麦門冬湯　91

治喘 → 柴胡剤合半夏厚朴湯※

治喘 → 柴胡剤合橘皮枳実生姜湯　160

肺痿涎唾多く、心中温温液液者 → 炙甘草湯　145

咳き込み強く、痰が切れない → 清肺湯※

気鬱で呼吸困難 → 神秘湯※

喘、冷えっぽく、泡沫様痰、形腫るる → 苓甘姜味辛夏仁湯　127

喘満し、心下痞堅 → 木防已湯　155

多く涎唾す、肺中冷 → 甘草乾姜湯　233

のどチクで喘、欬 → 麻黄附子細辛湯　271

胸苦しい欬 → 桂枝去芍薬加

麻黄附子細辛湯　275

10. 心胸部の異常

胸満（胸苦しい）、脈促	→ 桂枝去芍薬湯	26
足が冷えて胸背痛	→ 当帰湯※	
胸痺、胸中の気塞がる、短気	→ 茯苓杏仁甘草湯	111
胸背痛み、短気、胸痺の病	→ 栝呂薤白白酒湯	147
心痛背に徹す、胸痺、臥するを得ず	→ 栝呂薤白半夏湯	149
脇下より逆搶、胸痺	→ 枳実薤白桂枝湯	151
心痛背に徹し、背痛心に徹す	→ 烏頭赤石脂丸	267
心中疼痛	→ 厥陰病	308

11. 心下部の異常

心下に水気有り、発熱して欬	→ 小青竜湯	39
心下に支飲有り、冒眩に苦しむ	→ 沢瀉湯	121
心胸間に停痰・宿水有り、 　食する能わず	→ 茯苓飲	164
心下痞し、卒かに嘔吐	→ 小半夏加茯苓湯	98
心下痞し、口渇、小便不利	→ 五苓散	99
心下逆満、起てば則ち頭眩す	→ 苓桂朮甘湯	105
之を按じて濡、虚煩。	→ 梔子豉湯	157
心下痞し、之を按じて濡	→ 大黄黄連瀉心湯	73
心下のわだかまり、心中煩悶	→ 黄連解毒湯	77
心下痞する者、嘔して腸鳴り	→ 半夏瀉心湯	81
心下痞鞕、食臭を乾噫	→ 生姜瀉心湯	83

心下痞鞕して満ち、下利日に数十行	→	甘草瀉心湯	85
心下痞鞕し、噫気除かざる者	→	旋覆代赭石湯	87
上腹部の痞え、胸痺	→	橘皮枳実生姜湯	160
心下痞堅、膈間の支飲、喘満	→	木防已湯	155
病正に心下に在り、			
之を按ずれば即ち痛む	→	小陥胸湯	153
みずおち痞えて硬く、下利	→	人参湯	221
心下部痞え、呕	→	呉茱萸湯	229
心下部痞え張って呕吐止まず	→	乾姜人参半夏丸	258
心下堅（中脘部）、胸苦しい、癇疾	→	桂枝去芍薬加麻黄附子細辛湯	
			275

12. 胸脇部の異常

胸脇苦満、心煩、喜呕	→	小柴胡湯	47
		（柴胡剤の規範、少陽正対の証。	
		用いられることはすくない）	
胸脇満微結、心煩	→	柴胡桂枝乾姜湯	50
心下支結、微呕	→	柴胡桂枝湯	52
胸脇苦満と腹直筋の緊張で竹の字型	→	四逆散	55
胸脇苦満著しく、嘔吐激しく	→	大柴胡湯	57
胸脇苦満著しく、煩悶驚悸	→	柴胡加竜骨牡蛎湯	60

13. 煩、煩躁、狂癇

心煩、喜嘔、胸脇苦満	→ 小柴胡湯	47
心煩、胸脇満微結、精神困乏	→ 柴胡桂枝乾姜湯	50
神経質、心下支結、 　　熱気まとわりついて去らず	→ 柴胡桂枝湯	52
気分いらだち怒り易い	→ 抑肝散※	
狂症、怒髪天をつく、心下急	→ 大柴胡湯	57
抑鬱性の神経症状、少陰病、四逆	→ 四逆散	55
胸満煩驚	→ 柴胡加竜骨牡蛎湯	60
性的神経症	→ 桂枝加竜骨牡蛎湯	67
虚煩して眠るを得ず、心下濡	→ 梔子豉湯	157
心下の気痞、濡	→ 大黄黄連瀉心湯	73
心気不定、吐血・衄血	→ 瀉心湯	75
心下煩悶、古びた熱	→ 黄連解毒湯	77
心煩して安きを得ず、下利日に数十行	→ 甘草瀉心湯	85
不安感、咽中炙臠	→ 半夏厚朴湯	95
悲傷しく泣きたくなる、あくび	→ 甘草小麦大棗湯	143
症状が多く多岐にわたる、胃反	→ 茯苓沢瀉湯	123
狂の如し、熱膀胱に結ぼれ	→ 桃核承気湯	189
狂を発し、少腹鞕満	→ 抵当湯	194
驚き易く、気鬱、多夢	→ 温胆湯※	
胃腸弱く、血色すぐれず、 　　心配ごと多く	→ 帰脾湯※	

心中煩して臥することを得ず

　（瀉心湯で下すこと不可）　　→　黄連阿膠湯　　　　215

虚労、虚煩、眠ることを得ず　→　酸棗湯　　　　　　256

煩躁、吐利、手足厥冷、死せんと欲す　→　呉茱萸湯　　229

煩躁、吐逆、厥、肺中冷　　　→　甘草乾姜湯　　　　233

煩躁、精気脱すること甚だしく　→　乾姜附子湯　　　298

病仍お解せず煩躁　　　　　　→　茯苓四逆湯　　　　309

困すれども苦しむ所無し

　（苦痛を自覚する力なし）　　→　真武湯　　　　　　289

気の働きを高揚　　　　　　　→　牛黄　　　　　　　316

14.　悸・動

心下悸、按ずるを得んと欲す　→　桂枝甘草湯　　　　65

厥して心下悸する者、

　小便不利して汗出で　　　　→　茯苓甘草湯　　　　109

心動悸、脈結代し　　　　　　→　炙甘草湯　　　　　145

脈弱く、短少、倦怠、口渇、欬　→　生脈散※

心下悸して煩する者　　　　　→　小建中湯　　　　　205

心下悸し、頭眩　　　　　　　→　真武湯　　　　　　289

15.　汗の異常

汗出で悪風する者、頭痛、発熱し　→　桂枝湯　　　　15

腰以上必ず汗出で、小便不利　→　桂枝加黄耆湯　　　21

症候名別索引　14.　悸・動／15.　汗の異常／16.　渇、乾

反って汗出で、項背強ばること几几	→ 桂枝加葛根湯	25
汗無く悪風す、項背強ばること几几	→ 葛根湯	32
汗無くして喘、頭痛発熱し	→ 麻黄湯	36
汗出でずして煩躁、発熱悪寒し	→ 大青竜湯	41
汗無く小便不利、発熱、頭項強痛	→ 桂枝去桂加茯苓朮湯	63
頭汗出で、胸脇満微結	→ 柴胡桂枝乾姜湯	50
喘して汗出ず、利遂に止まず、脈促	→ 葛根黄連黄芩湯	116
汗出で、渇せざる者（小便不利）	→ 茯苓甘草湯	109
汗出で、渇し、小便不利	→ 五苓散	99
汗出で喘し、大熱無し	→ 麻杏甘石湯	130
汗出でて悶え、虚労不足、脈結し	→ 炙甘草湯	145
汗自ずから出て、身熱し	→ 陽明の外証　傷寒論189章	
頭のみ汗出で、小便不利、黄を発す	→ 茵蔯蒿湯	198
自汗、盗汗、虚羸	→ 黄耆建中湯	208
汗出で悪風する者、身重く	→ 防已黄耆湯	239
微しく汗を発す、少陰病	→ 麻黄附子甘草湯	273
発汗し遂に漏れて止まず、四肢微急	→ 桂枝加附子湯	277
汗出で、短気し、骨節煩疼	→ 甘草附子湯	281
大汗出で熱去らず、厥逆して悪寒	→ 四逆湯	302
汗出でて厥する者、下利清穀	→ 通脈四逆湯	312

16.　渇、乾

咽乾、口苦、目眩	→ 少陰病	46
自利して渇せざる者	→ 太陰に属す　傷寒論286章	

虚するが故に水を引いて自ら救う	→	少陰病	傷寒論292章
消渇	→	厥陰病	308
手足温にして渇す	→	小柴胡湯	47
渇して呕せず（口乾）	→	柴胡桂枝乾姜湯	50
消渇する者、小便利せず、微熱	→	五苓散	99
渇して水を飲まんと欲し、 　　小便不利（汗無し）	→	猪苓湯	103
小便利せずして渇す、一身面目黄腫	→	越婢加朮湯	134
咽喉不利、大逆上気	→	麦門冬湯	91
大煩渇して解せず、脈洪大なる者	→	白虎加人参湯	172
下利し水を飲まんと欲する者	→	白頭翁湯	79
咽中乾き、煩躁、吐逆する者	→	甘草乾姜湯	233
咽乾き口燥く者	→	小建中湯	205
唇口乾燥、瘀血少腹に在りて去らず	→	温経湯	250
消渇、小便反って多く	→	八味丸	241

17. 胃

口苦、咽乾、目眩	→	少陽病	46
食下らず、腹満して吐し	→	太陰病	傷寒論282章
饑えて食を欲せず	→	厥陰病	傷寒論336章
黙黙として飲食を欲せず	→	小柴胡湯	47
食すること能わず、心胸の中に停痰、 　　宿水有り、心胸間に虚気満ち	→	茯苓飲	164

症候名別索引　17. 胃

腹満して飲食する能わず、

　　内に乾血有り　　　　　　　→　大黄䗪虫丸　　　　　252

食欲減退、腹脹満　　　　　　　→　厚朴生姜半夏甘草人参湯　97

呕して腸鳴り、心下痞す　　　　→　半夏瀉心湯　　　　　　81

胃中和せず（消化機能衰えて飲食物停滞）、心下痞鞕し、

　　食臭を乾噫し、腹中雷鳴　　→　生姜瀉心湯　　　　　　83

腹中（胃中）痛み、胃中に邪気有り、

　　呕吐せんと欲す、胸中に熱有り→　黄連湯　　　　　　　　89

心腹卒かに痛む　　　　　　　　→　柴胡桂枝湯　　　　　　52

胃反（胃拡張や胃がんなど。また訴える症の多い）

　　　　　　　　　　　　　　　→　茯苓沢瀉湯　　　　　　123

胃反、隔噎で大便難　　　　　　→　大黄甘草湯　　　　　　235

胃もたれ　　　　　　　　　　　→　平胃散※

くり返す胃痛　　　　　　　　　→　安中散※

胃腸無力、気力衰微　　　　　　→　四君子湯※

脾胃虚弱、飲食停滞　　　　　　→　六君子湯※

疲労感強く、食味無し　　　　　→　補中益気湯※

食欲全くなし、疲労、貧血　　　→　十全大補湯※

胃気和せず（消化機能が調和せず）→　調胃承気湯　　　　　　186

食中毒　　　　　　　　　　　　→　橘皮大黄朴消湯　　　　183

消化機能を健やかに　　　　　　→　小建中湯　　　　　　　205

消化機能をととのえる　　　　　→　人参湯　　　　　　　　221

胃内停水　　　　　　　　　　　→　茯苓・朮を含む薬方

胃内停水　　　　　　　　　　　→　甘草・乾姜を含む薬方

ぬかるみを乾かす　　　　　　　→　半夏・茯苓を含む薬方

(31)

胸郭内臓器の機能を強化する	→	熊胆	317

18. 呕、呕吐、噫、噦

呕逆し、体痛、脈陰陽倶に緊なる者	→	傷寒	2
呕する者、太陽と陽明の合病	→	葛根加半夏湯	35
呕する者、太陽と少陽との合病	→	黄芩加半夏生姜湯	69
喜呕	→	小柴胡湯	47
呕止まず、心下急	→	大柴胡湯	57
呕して、腸鳴り、心下痞す	→	半夏瀉心湯	81
呕吐せんと欲す、胸中に熱有り	→	黄連湯	89
卒かに呕吐し、心下痞し、			
隔間に水有り	→	小半夏加茯苓湯	98
目、脱する状の如く、			
欬して上気し、喘し	→	越婢加半夏湯	136
食し已って即ち吐する者	→	大黄甘草湯	235
妊娠呕吐止まず	→	乾姜人参半夏丸	258
呕吐、腹中の寒気、			
雷鳴切痛し、胸脇逆満し	→	附子粳米湯	227
吐利し、手足厥冷し、煩躁	→	呉茱萸湯	229
吐逆する者、厥し、咽中乾き、煩躁	→	甘草乾姜湯	233
乾呕して食せず、煩躁	→	茯苓四逆湯	309
食臭を乾噫、胃中和せず	→	生姜瀉心湯	83
噫気除かざる者、心下痞鞕し、（便秘し）	→	旋覆代赭石湯	87
噦逆の者	→	橘皮竹筎湯	162

症候名別索引　18. 呕、呕吐、噫、噦／19. 黄／20. 腹候、腹満、腹痛

| 噦逆 | → | 呉茱萸湯 | 229 |
| しゃっくり | → | 柿蒂湯※ | |

19. 黄

黄疸病	→	茵蔯五苓散	102
身必ず黄を発す、瘀熱裏に在り	→	茵蔯蒿湯	198
諸黄、腹痛して呕する者	→	小柴胡湯	47
身黄み、少腹鞕く、小便自利する者	→	抵当湯	194
男子黄、小便自利す	→	小建中湯	205

20. 腹候、腹満、腹痛

心下支結	→	柴胡桂枝湯	52
竹の字型腹候	→	四逆散	55
腹直筋の異常緊張、脚攣急	→	芍薬甘草湯	231
腹直筋の異常緊張、腹満	→	桂枝加芍薬湯	203
腹直筋の異常緊張、腹痛	→	小建中湯	205
腹直筋の異常緊張、悪寒	→	芍薬甘草附子湯	285
腹直筋の異常緊張、疼痛	→	烏頭湯	262
少腹弦急	→	桂枝加竜骨牡蛎湯	67
少腹不仁	→	八味丸	241
癥瘕	→	桂枝茯苓丸	113
少腹急結する者	→	桃核承気湯	189
少腹鞕満、小便自利	→	抵当湯	194

(33)

少腹腫痞、脈遅緊	→	大黄牡丹皮湯	192
腹虚満、食進まず	→	厚朴生姜半夏甘草人参湯	97
腹満して吐し、食下らず	→	太陰病	傷寒論282章
腹満し時に痛む者	→	桂枝加芍薬湯	203
腹満し時に痛み大便実する者	→	桂枝加大黄湯	212
腹満、腹痛、身疼痛	→	桂枝加芍薬生姜各一両	
		人参三両新加湯	211
腹満し食すること能わず、乾血	→	大黄䗪虫丸	252
病腹満し、脈浮にして数	→	厚朴七物湯	179
腹満強く、便秘	→	厚朴三物湯	177
腹大満して通ぜず	→	小承気湯	175
腹満して喘	→	大承気湯	181
腹中急痛	→	小建中湯	205
腹中刺痛止まず、虚羸	→	当帰建中湯	210
腹中諸疾痛	→	当帰芍薬散	247
腹痛、腹中ガスもくもく	→	大建中湯	225
腹中雷鳴切痛、嘔吐	→	附子粳米湯	227
寒疝、腹中痛	→	烏頭桂枝湯	260
腹痛、水気有り	→	真武湯	289
内（腹中）拘急、厥逆して悪寒	→	四逆湯	302

21. 下利

下利し、腹脹満	→	桂枝湯	15
自下利、太陽と陽明との合病	→	葛根湯	32

症候名別索引　21．下利／22．便秘

自下利、太陽と少陽との合病	→	黄芩湯	69
利遂に止まず、脈促、喘して汗出ず	→	葛根黄連黄芩湯	116
下利日に数十行、心下痞鞕して満ち	→	甘草瀉心湯	85
熱利、下重する者	→	白頭翁湯	79
しぶり腹、腹満	→	桂枝加芍薬湯	203
裏急後重、大実痛	→	桂枝加芍薬大黄湯	212
利止まず	→	人参湯	221
利下止まず、恊熱利	→	桂枝人参湯	223
粘液便頻発、小便不利	→	赤石脂禹余糧湯	294
膿血便	→	桃花湯	296
自下利する者、水気有り	→	真武湯	289
衰弱した下利疾患	→	白通湯	300
大下利し、厥冷	→	四逆湯	302
脈微にして利、亡血	→	四逆加人参湯	305
下利清穀、裏寒外熱	→	通脈四逆湯	312

22．便秘

津液通ずれば排便	→	小柴胡湯	47
之を按じて心下満痛	→	大柴胡湯	57
心下痞し、之を按じて濡	→	大黄黄連瀉心湯	73
食し已って即ち吐する者	→	大黄甘草湯	235
大便則ち堅、胃気強く、小便数	→	麻子仁丸	184
常習便秘	→	薬局製剤・便秘薬※	
大便実する者、腹満し時に痛む	→	桂枝加芍薬大黄湯	212

(35)

便秘し、胸もと痞え、冷えて	→	附子瀉心湯	214
温薬を以て之を下せ	→	大黄附子湯	237
胃家実なり	→	陽明病	168
胃気和せず（消化機能が調和せず）、 　　譫語する者	→	調胃承気湯	186
吐せず、下らず、心煩する者	→	調胃承気湯	186
腹大満して通ぜざる者	→	小承気湯	175
燥屎有る者、譫語して潮熱有り	→	大承気湯	181
食中毒	→	橘皮大黄朴消湯	183
少腹急結する者	→	桃核承気湯	189
少腹腫痞、之を下すべし	→	大黄牡丹皮湯	192
少腹鞕満、小便自利する者	→	抵当湯	194

23. 小便の異常

小便清める者、頭痛して熱有り	→	桂枝湯	15
小便難く、 　　気小腹より上って胸咽を衝き	→	苓桂味甘湯	125
小便利せず、微熱、消渇	→	五苓散	99
小便不利する者、 　　発熱し渇して水を飲まんと欲し	→	猪苓湯	103
小便不利、汗出で渇せざる者	→	茯苓甘草湯	109
小便不利、胸脇満微結、 　　渇して呕せず	→	柴胡桂枝乾姜湯	50
小便不利、一身尽く重くして	→	柴胡加竜骨牡蛎湯	60

症候名別索引　23. 小便の異常／24. 浮腫

短気微飲（胃内停水）は			
小便より去るべし	→	苓桂朮甘湯	105
短気微飲（水気下部にめぐらず）は			
小便より去るべし	→	八味丸	241
小便不利、一身面目黄腫	→	越婢加朮湯	134
小便不利、渇して水漿を引き、			
黄を発す	→	茵蔯蒿湯	198
小便自利し、少腹鞕く、膀胱満急	→	抵当湯	194
小便不利、虚労腰痛、少腹拘急し	→	八味丸	241
小便反って多く、消渇	→	八味丸	241
溺するを得ず、			
胞系了戻（輸尿管捻戻）	→	八味丸	241
体力衰えた者の泌尿器疾患	→	清心蓮子飲※	
小便自利、腰以下冷痛	→	苓姜朮甘湯	219
遺尿し、小便数、肺中冷	→	甘草乾姜湯	233
小便利せず、四肢沈重、疼痛	→	真武湯	289
病仍お解せず煩躁	→	茯苓四逆湯	309

（小便利する者は治するを得）

24. 浮腫

形腫るる者、欬	→	苓甘姜味辛夏仁湯	127
一身面目黄腫、小便利せずして渇	→	越婢加朮湯	134
腎炎、ネフローゼ、急性胃腸炎	→	柴苓湯※	
腎炎、ネフローゼ	→	当帰芍薬散	247

25. 体痛、麻痺

頭項強ばり痛み、脈浮に	→	太陽病	14
項背強ばること几几、汗無く	→	葛根湯	32
項背強ばること几几、反って汗出で	→	桂枝加葛根湯	25
仍お頭項強ばり痛み、 　　汗無く小便不利	→	桂枝去桂加茯苓朮湯	63
頸項強ばり、脇下満ち	→	小柴胡湯	47
身煩疼、湿家	→	麻黄加朮湯	38
身疼、腰痛、骨節疼痛、頭痛、 　　発熱、汗無く	→	麻黄湯	36
支節煩疼、心下支結	→	柴胡桂枝湯	52
痛みのファーストチョイス	→	桂枝二越婢一湯	30
四肢の痛み、下焦脚弱	→	越婢加朮湯	134
骨節疼煩、湿瘡	→	白虎加桂枝湯	174
左、足腰以下に発する痛み	→	疎経活血湯※	
腰冷え仙骨に板を張ったような	→	五積散※	
腰、四肢痛み、冷えて便秘	→	芍甘黄辛附湯※	
筋肉の攣急と疼痛	→	芍薬甘草湯	231
悪寒して筋肉の攣急と疼痛	→	芍薬甘草附子湯	285
虚羸の者で痛んで動けない	→	朮附湯※	
一身尽く痛み、久しく冷を取り	→	麻杏薏甘湯	217
身重く、風湿、脈浮に、汗出で	→	防已黄耆湯	239
虚労、腰痛、少腹拘急し、小便不利	→	八味丸	241
身体不仁、風痺の状の如し	→	黄耆桂枝五物湯	120

症候名別索引　25. 体痛、麻痺／26. 外科的疾患、出血

脚気上って少腹に入り不仁	→	八味丸	241
中風、痱	→	続命湯	43
卒中中風、半身不随	→	小続命湯※	
四肢微急し以て屈伸し難き者	→	桂枝加附子湯	277
四肢沈重、疼痛、小便不利	→	真武湯	289
身体痛み、手足寒え、			
骨節痛み、脈沈	→	附子湯	292
身体疼煩し、脈浮虚にして濇	→	桂枝附子湯	279
疼痛激甚、汗出で短気	→	甘草附子湯	281
身体疼煩し、大便鞕く、			
小便自利する者	→	去桂加白朮湯	279
諸肢節疼痛、脚腫れて脱する如く	→	桂枝芍薬知母湯	283
歴節を病み、屈伸すべからず疼痛	→	烏頭湯	262
四肢拘急し、手足厥冷する者	→	四逆湯	302
病仍お解せず煩躁	→	茯苓四逆湯	309

　　　　　　　　　　（芍甘附子湯を合して更に効あり）

26. 外科的疾患、出血

瘡瘍（おでき）の初期	→	葛根湯	32
瘡瘍（おでき）の初期	→	十味敗毒湯※	
膿点のできた後の瘡瘍	→	排膿散及湯	142
肉芽形成	→	伯州散※	
なかなか治らず衰憊	→	柴胡桂枝乾姜湯	50
淤膿尽きず、新肉長ぜず	→	桂枝加附子湯	277

(39)

荏苒として愈えず新肉長ぜず	→	黄耆建中湯	208
久しきを経て瘻管状	→	越婢加朮湯	134
腸癰、少腹腫痞、脈遅緊	→	大黄牡丹皮湯	192
腸癰にて、便秘なし	→	腸癰湯※	
打撲	→	桃核承気湯	189
墜撲折傷	→	抵当湯	194
打ち身の仕上げ	→	治打撲一方※	

附：出血

吐血・衄血、心気不定	→	瀉心湯	75
下血	→	芎帰膠艾湯	244
下血、先に便あり、後に血ある遠血	→	黄土湯	254
長びく出血	→	人参湯	221

27. 皮膚の病

湿潤性の皮膚病	→	桂枝加黄耆湯	21
発斑、或は肥厚して痛む皮膚病	→	葛根加朮附湯	32
皮膚面赤く隆起	→	十味敗毒湯※	
上衝して強い炎症	→	清上防風湯※	
分泌物多く、汚い	→	越婢加朮湯	134
乾燥して渋紙色、ざらざら、痒い	→	温清飲※	
肌膚木皮の如し、渇、発赤	→	消風散※	
かゆみ強く、虚証	→	当帰飲子※	
体内に邪熱がこもって口渇	→	黄連阿膠湯	215

症候名別索引　27. 皮膚の病／28. 婦人の病

熱がって顔色赤く	→	白虎加桂枝湯	174
顔をそむけたくなるような寒性潰瘍	→	十全大補湯※	
寒がること多い皮膚の病	→	真武湯	289
潤肌、平肉	→	紫雲膏※	
消炎、殺菌	→	中黄膏※	

28. 婦人の病

妊産婦のかぜ、下痢	→	桂枝湯	15
血の道症	→	柴胡桂枝湯	52
経水適断、適来	→	小柴胡湯	47
つわり、むかむか	→	小半夏加茯苓湯	98
嘔吐止まず	→	乾姜人参半夏丸	258
癥瘕（腹中の癒着性の硬結）	→	桂枝茯苓丸	113
少腹急結する者、其の人狂の如く	→	桃核承気湯	189
腸癰、脈遅緊	→	大黄牡丹皮湯	192
少腹鞕満、小便自利、狂を発し	→	抵当湯	194
実証でめまいとつきあげ	→	女神散※	
水血相結びて腹中諸疾痛	→	当帰芍薬散	247
内に乾血有り、五労虚極、羸痩	→	大黄䗪虫丸	252
瘀血少腹に在りて去らず、			
手掌煩熱、唇口乾燥	→	温経湯	250
産後調節を失して精気衰憊	→	茯苓四逆湯	309

29. 小児の病

初生児の鼻づまり	→	麻黄湯	36
変蒸熱（故無く発熱）	→	小柴胡湯	47
小児に似合う	→	小柴胡湯	47
虚弱児	→	小建中湯	205
夜啼き	→	芍薬甘草湯	231

30. 目・耳・鼻・口の病

《目》

発熱、消渇、洂涙多く小便不利	→	五苓散	99
心下悸、心下逆満、上衝	→	苓桂朮甘湯	105
眼目熱病、灼くが如く、			
赤脈怒脹、煩渇	→	白虎湯加黄連	169
眼目赤痛、心下に支飲有り、			
頭眩、涕涙、腹拘攣する者	→	当帰芍薬散	247
眼目黯黒	→	大黄䗪虫丸	252

《耳》

耳中啾啾として安からず、耳聾累月復せず			
─耳疾患には柴胡の証多し	→	小柴胡湯	47

《口》

葛根湯証で咽痛	→	葛根加半夏湯	35
		（半夏散及湯の方意あり）	

症候名別索引　29. 小児の病／30. 目・耳・鼻・口の病

咽痛	→	甘草湯	137
化膿傾向のある咽痛	→	桔梗湯	138
咽中異物感、気分塞がり	→	半夏厚朴湯	95
咽中よりもっと 　下がつまった感じで短気	→	橘皮枳実生姜湯	160
口角炎、口内炎	→	瀉心湯	75
歯牙疼痛	→	立効散※	
歯牙疼痛、口乾、渇	→	白虎湯	169
牙歯疼痛、大便秘閉	→	調胃承気湯	186
咽中痛む	→	半夏散及湯	287
咽乾口燥	→	小建中湯	205
唇口乾燥	→	温経湯	250

(43)

I

漢法治病原則

I　漢法治病原則

中風　　　太陽病、発熱シ、汗出デ、悪風シ、脈緩ナル者ハ、名ヅケ
テ中風トナス。　　　　　　　　　　　　　　　　（傷／太陽病上篇2）

　　　　　　この証、動揺散漫で、汗出で、脈浮緩で良性。傷寒より
緩易で浅い。以下中風と称する者は、皆此の章に由りて論
を立て、以てその変に及ぶ。

傷寒　　　太陽病、或ハ已ニ発熱シ、或ハ未ダ発熱セズ、必ズ悪寒シ、
体痛ミ、呕逆シ、脈陰陽俱ニ緊ナル者ハ（陽証にありては脈浮緊、
陰証にありては脈沈緊）名ヅケテ傷寒ト曰フ。　　（傷／太陽病上篇3）

　　　　　　この証、中風よりも猛悪で、病状は緊縮凝結し、上衝し
て呕逆し、脈沈緊で汗無し。以下傷寒と称する者は、この
章によりて論を立て、以てその変に及ぶ。

　　　　　　【コメント】
　　　　　　傷寒は容易にその病位を転変する。（田畑）

随証治之　太陽病、三日、已ニ発汗シ、若シクハ吐シ、若シクハ下シ、
若シクハ温鍼シ、仍ホ解セザル者ハ、此レヲ壊病ト為ス。桂

中風　傷寒　随証治之　證

枝与フ可カラザル也。其ノ脈証ヲ観テ、何レヲ犯セルノ逆ナルカヲ知リ、証ニ随ッテ之ヲ治ス。　（傷／太陽病上篇 16）

　壊はエ。壊病とは雑療誤治を経て、其の証変壊し、即ち陽性陰状、表裏交錯し、執りて主証となすべき無く、皆誤逆の致す所の者、是なり。

【コメント】
「随証治之」の一句は処方の大要言にして苟しくも斯の義を解すれば、方剤の用、疾病の治は掌上にめぐらすべし。王肯堂（明代の医人。古今医統、正脈全書などを編纂）曰く、「症に随って之を治せ」の一句、語活にして義広し。知言と謂う可し、と。

證

　證とは、身体内に於ける病変の、外に現れたる徴候で、之に拠てその病の本態を証明し、或は之を薬方に質して立証するの謂である。（奥田謙蔵）

【コメント】
　外に現れたる徴候を、二味の薬徴により要約し、漢法治原則に質してこれを薬方機能図として示せば、薬方の運用は極めて簡にして要を得ている。

　　　　　　　　　　　　　　　　　　　　（田畑）

3

I　漢法治病原則

病位が二つ以上に跨る場合の処理法

| 合病 | 単方で処理。 |

葛根湯

太陽ト陽明（胃実に非ず、裏）**トノ合病ノ者ハ、必ズ自下利**（服薬に因らずに自然に下利する）**ス。**

(傷 / 太陽病中篇 32)

この証、表熱盛んにして汗出づること能わず、一時裏に迫り、裏気発散すること能わずして、その勢下に走りて自下利を致す。

葛根加半夏湯

太陽ト陽明トノ合病、下利セズ、但ダ嘔スル者。

(傷 / 太陽病中篇 33)

この証、当に下利すべき病勢と雖も、裏気上冲の勢劇しき故に嘔する。嘔は急に救わざれば飲食の妨げとなる。故に半夏を加う。

黄芩湯　黄芩加半夏生姜湯

太陽（表熱）**ト少陽トノ合病、自下利スル者。若シ嘔スル者。**

(傷 / 太陽病下篇 179)

この証、病少陽に在り、故に其の邪熱、少陽より更に内に迫って下痢を発す。また両途に亘り、嘔証を発する者もある。また熱、心胸に鬱

病位が二つ以上に跨る場合の処理法

して勢表に及ぶ。故に太陽と少陽の合病と言う。

白虎湯

三陽ノ合病、腹満シ、身重ク（腹実満に非ず、未だ胃に到らず）、**以テ転側シ難ク**（太陽位の極地）、**口不仁ニシテ面ニ垢ツキ**（少陽位に及ぶ）**譫語遺尿ス**（胃気和せざるの候）**……、若シ自汗出ヅル者。**

(傷／陽明病篇 228)

　この証、流れが早く、陽明に到達したばかりで完全な陽明の型はとらない。熱は潮熱、腹満、煩渇、汗、小便自利。他の戦場に残した症状に背微悪寒、胸脇苦満、口苦、心下痞鞕がある。

※合病。病の本位は一つで、同時にその勢を二位、三位に現す症である。合病の治は本位の緩解に並行して他の位に現れた症状は自づから消失する。

　表証に伴う陽明証の下痢、腹痛などは大青竜湯、桂枝二越婢一湯などにもあり、小青竜湯には或は利しとあり、慢性下痢に桂枝湯が有効なこともある。（小倉重成）

I　漢法治病原則

| 併病 | 先表後裏の法則 |

此の如キハ少シク汗ヲ発ス可シ。（桂枝湯）

二陽ノ併病、太陽初メ病ヲ得ルノ時、其ノ汗ヲ発シ、汗先ヅ出デテ徹セズ（その汗遍身に通徹せず）、因テ陽明ニ転属シ（未だ純粋に陽明証とならず）、続イテ自ヅカラ微汗出デ、悪寒セズ（陽明位に純粋なる者に似たり）、若シ太陽病証罷マザル者ハ、下ス可カラズ、之ヲ下スヲ逆ト為ス、　　　（傷／太陽病中篇 48）

大承気湯

二陽ノ併病、太陽の証罷ミ、但ダ潮熱ヲ発シ、手足漐漐トシテ汗出デ、大便難ニシテ譫語スル者ハ、之ヲ下セバ則チ愈ユ。　　　（傷／陽明病篇 229）

※併病。表証が解し切れないうちに、少陽病期を短時間に過ぎ去り、生体反応が太陽病と陽明病に跨って現れ、太陽、陽明の応徴が互に相関連する症。治は先表後裏の法に従う。この法を侵すと結胸（肺炎様症状）を起こして病人を苦しめることになる。

※先表後裏は法なり。

凡そ同病期中に二証が併存するときは表に近

病位が二つ以上に跨る場合の処理法

い証を先づ解し、後裏に近い証を治するのを原則とする。

外証未ダ解セザル者ハ下ス可カラズ。

—— 桂枝湯

外証未ダ解セズ、脈浮弱ナル者ハ、当ニ汗ヲ以テ解スベシ。　　　—— 桂枝湯

心下痞シ、悪寒スル者。

—— 桂枝湯、大黄黄連瀉心湯

嘔多キハ、之ヲ攻ム可カラズ。 —— 小柴胡湯

脈遅、汗出ヅルコト多ク、微シク悪寒スル者。

—— 桂枝湯

※先外後内は法なり。

先表後裏の法に倣って、幅広く表に近い証と裏に近い証が併存する場合には先外後内の分治の法を原則とする。

—— 小柴胡湯、大柴胡湯

—— 小柴胡湯、柴胡加芒硝湯

—— 小柴胡湯、桃核承気湯

—— 甘草湯、桔梗湯

※※合病及び併病は、共に陽証だけに現れるものであって、陰証には之はない。これは陽病は太陽、少陽、陽明の三途を以て各々其の位としているが、陰病では何れも裏の一途だけをその位とす

7

I　漢法治病原則

るからである。（奥田謙蔵）

※※合病は主人と従者の如し。主人さえ捕えれば
　従者は自ら服従する。併病は同格の人の立ち並
　んで行くが如し。一方を退くと雖も、一方は別々
　にして服従せざるが如し。これ合と併の義なり。
　（宇津木昆台）

兼病　　合病、併病に似て、実は二乃至三病の同時に兼
　　　　　発するものがある。これらは相互間に特別な連関
　　　　　はなく、ただ雑然とした二三の徴候の混在である。
　　　　　これを兼病と呼ぶ。兼病の治療は合病や併病にお
　　　　　けるような一定の法則に従はない。合方、双解、
　　　　　分治等の方法が用いられる。（奥田謙蔵）

合方

桂麻各半湯 —— 長びいた太陽病で、熱多く寒少
　　　　　　　なし。
　　　　　　　桂枝湯、麻黄湯各1/3づつの
　　　　　　　合方。

桂枝二越婢一湯 —— 前方証で、渇、尿不利。
　　　　　　　桂枝湯、越婢湯各2：1の
　　　　　　　合方。

病位が二つ以上に跨る場合の処理法

双解

小青竜湯 —— 表の邪と心下の水気を相兼ね発熱
して欬する者を表裏双解により治
す。

柴胡桂枝湯 —— 小柴胡湯と桂枝湯、二位の勢相
交わり支節煩疼、発熱微悪寒
し、心下支結、微嘔し、外証未
だ去らざる者を双解により治
す。

葛根黄連黄芩湯 —— 表証と下利を同時に双解す
る。

五苓散 —— 表の邪と蓄水を双解し、小便不利、
微熱、消渇する者を治す。

黄連湯 —— 寒熱相激するによりて腹痛し且呕吐
せんと欲する者を治す。

附子瀉心湯 —— 心下痞の勢と虚寒の勢と相交わ
る者を双解の治に従う。

桂枝人参湯 —— 恊熱下利し、表尚ほ解せざるを

9

双解に由って治す。これは虚邪、葛根黄連黄芩湯は実邪。

桂枝附子湯 —— 表虚を解し、湿水を逐ひ、身体疼煩を治するは双解の法。

甘草附子湯 —— 前方よりも病一段と深い。

桂枝去芍薬加麻黄附子細辛湯
　　　　—— 下に堅凝した水飲を陽気をめぐらせて運行させる。

分治　先急後緩、便宜の処置

　先表後裏（先外後内）は治病の大原則であるが、治療中に急症が生じたときは、それを捨てて病者の一番苦しむところを救わねばならない。例えば針仕事中に火事にあったときのように。しかし証の変化には充分目を配らねばならない。

桂枝湯と四逆湯 —— 危急の下利清穀の裏証を先に四逆湯で救い、後緩なる外証の桂枝湯を時宜に臨んで処す。

桂枝湯と四逆湯 —— 急なる下利、腹脹満を四逆湯で温散して治し、裏証去りて後、身体疼痛する表証を桂枝湯で治める。

病仍不解、宜治先潜証。後随証治顕証。

（小倉重成門弟）

「潜証」なる語は小倉重成先生により提案された。虚寒の証の強いときは四逆湯類の証を先に治さないと治効が挙がらないことが分かってきた。この四逆湯類の適応症候が簡単に把握できないので苦労する。そこで電気温鍼器の出番となるが、よくよく留意すれば不可能ではない。潜証の治法は「先急後緩の法」である。この「補而後瀉」の法は「傷寒論」「金匱要略」には記載されておらず、鍼灸治療の基本原則でもある。

Ⅱ

太陽病類

Ⅱ　太陽病類

1. 太陽ノ病タル、脈浮二。頭項強リ痛ミ、而シテ悪寒ス。

(傷 / 太陽病上篇 1)

　　太陽病篇の提綱。病の初発にして、その勢体表及び上部に動き、積極
性で、発動、上行、温暖。脈候は浮で陽証で尚ほ浅表に位する。
　　その徴は発熱上行頭痛し、うなじ（頸の後側の部）が強ばり、やがて発
熱するを言外に含む。

2. 桂枝湯

太陽ノ中風、陽浮（脈を指先で圧したとき表在性ですぐ触れる）ニシテ、陰弱（深く圧して弱く力のないように感じる脈）、嗇嗇（寒けのため背を丸め体を縮め）トシテ悪寒シ、淅淅（水を注ぎかけられるようにぞくぞくし）トシテ悪風シ、翕翕（翕は集まる。体表に熱が集まり）トシテ発熱シ、鼻鳴シ乾呕スル（気の上衝）者ハ、桂枝湯之ヲ主ル。（之を主るとは与うるに二物なし、他に用うべき薬方なし）

(傷 / 太陽病上篇 12)

頭痛発熱シ、汗出デ悪風スル者。（桂枝湯の正証）　　　(傷 / 太陽病上篇 13)

太陽病、之ヲ下シテ後、其ノ気上衝スル者ハ、桂枝湯ヲ与ウ可シ。若シ上衝セザル者ハ之ヲ与ウ可カラズ。（気は形がなくて働きのあるもの。上衝は桂枝の主治。与う可しとは与えてその後の変化を見る可しの意）　(傷 / 太陽病上篇 15)

桂枝（湯）ハ本解肌ト為ス。（桂枝湯は麻黄湯のような発汗の剤ではなく、一種の強壮剤）

(傷 / 太陽病上篇 17)

初メ桂枝湯ヲ服シ、反ッテ（意に反して）煩シ解セザル者ハ（薬力徴せず）、先ヅ風池風府ヲ刺シ（温湿在でも可）、卻ッテ（引き続いて）桂枝湯ヲ与ウレバ則チ愈ユ。

(傷 / 太陽病上篇 24)

桂枝湯ヲ服シ、大イニ汗出デ、脈洪大ノ者ハ、桂枝湯ヲ与ウルコト前方ノ如クス。（後の字がないから依然として前の証が続いている。夏かぜなど）(傷 / 太陽病上篇 25)

Ⅱ　太陽病類

太陽病、外証未ダ解セズ、脈浮弱ナル者ハ、当ニ汗ヲ以テ解スベシ。

(傷／太陽病中篇 42)

　　残証は桂枝湯の治。下剤は不可。

太陽病、外証未ダ解セザル者ハ、下ス可カラザル也、之ヲ下スヲ逆ト為ス。外ヲ解セント欲スルニハ。

(傷／太陽病中篇 44)

　　表を先にし裏を後にし、外を先にし内を後にするは法なり。本章は治の先後を謂ふ。その先表後裏の法則を論ず。表裏内外を問わず急を先にし緩を後にする権宜の処置で先急後緩の法である。

二陽ノ併病、太陽初メ病ヲ得ルノ時、其ノ汗ヲ発シ、汗先ヅ出デテ徹セズ、因テ陽明ニ転属シ、続イテ自ヅカラ微汗出デ、悪寒セズ、若シ太陽ノ病証罷マザル者ハ、下ス可カラズ。之ヲ下スヲ逆ト為ス、此ノ如キハ小シク汗ヲ発ス可シ。

(傷／太陽病中篇 48)

　　病が一途に於て始まり、次いで他の一途に及ぶも、初病未だ全く解せざる者は之を併病と言う。二陽の併病とは、太陽に始まり陽明に及べる者で、桂枝湯証と大承気湯証の併存のみである。
　　合病は、其の本を一にして病む者で、併病はその本を二にして病む者なり。
　　併病、合病に似て実は二乃至三病の同時に兼発するものがある。これらは相互間に特別な連関がなく、ただ雑然とした二三の徴候の混在である。これを兼病と呼ぶ。兼病の治療は併病や合病におけるような一定の

2. 桂枝湯

法則に従わない。合方、双解等の方法が用いられる。（奥田謙蔵）

傷寒、発汗シテ解シ、半日許リニシテ復タ煩シ、脈浮数ナル者ハ、更ニ発汗ス可シ。
(傷／太陽病中篇 57)

死灰の再燃、再発汗は桂枝湯。

傷寒、大イニ下シテ後、復ッテ発汗シ、心下痞シ、悪寒スル者ハ、表未ダ解セザル也。痞ヲ攻ムベカラズ。当ニ先ヅ表ヲ解スベシ。表解シテ、乃チ痞ヲ攻ムベシ。表ヲ解スルニハ、桂枝湯ニ宜シ。痞ヲ攻ムルニハ、大黄黄連瀉心湯ニ宜シ。
(傷／太陽病中篇 171)

先表後裏の法則に従って分治する。

陽明病、脈遅、汗出ヅルコト多ク、微シク悪寒スル者ハ、表未ダ解セザル也。発汗スベシ。
(傷／陽明病篇 242)

太陰病、脈浮ナル者ハ、発汗ス可シ。
(傷／太陰病篇 285)

裏証で表を挟む。慢性下痢に用いることあり。

産後ノ中風、之ニ続イテ数十日解セズ、頭微痛シ、悪寒シ、時々熱有リ、心下悶エ、乾呕シ、汗出ヅルコト久シキト雖モ陽旦ノ証（桂枝湯）続イテ在ルノミ。
(金／婦人産後病篇)

17

Ⅱ　太陽病類

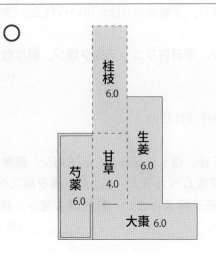

[桂枝・甘草] ―― 気逆上衝を治す主薬にして、上衝、頭痛、悪風を治し、衛気に働く。
[芍薬・甘草] ―― 営気を和諧し、腹直筋の異常緊張等を緩め、腹満、腹痛、疼痛を治す。
[生姜・大棗] ―― 胃の機能を強化する。

　冷温宜シキヲ得テ之ヲ服ス。胃ニ負担ガカカル物ハ之ヲ避ケ、熱稀粥ヲ啜リ、被衾ニテ覆ヒ、以テ薬力ヲ助ケ、微汗ノ続出スルヲ度トナシ、若シ汗ガ出ナケレバ3～4時間毎ニ之ヲ服ス。

　脈浮緩に汗ばみ頭痛、発熱、悪寒し══[桂枝・甘草]、或は腹満、下痢、身痛み══[芍薬・甘草]、体力は低下し闘病反応の減弱せる者══[生姜・大棗]。

2. 桂枝湯

【応用】

　虚弱者または一時的に体力の落ちている者の急性熱性疾患の初期。長びくかぜなどで汗が出て悪風し食欲のない者。

・発汗法を行いて後の再発汗。

・産後の下利、かぜ。

・原因不明の微熱。

・軽い身体痛。

【コメント】

　思うに桂枝湯は経方（古典漢方）の権与（基本）である。仲景の方は凡そ200余あり、桂枝を含むものは60方、そのうち桂枝を主薬とするのは30方にもなろうとしている。これもまた他薬に比べて変化が多様であることに注目すべきである。（広義）

　桂枝湯は最もマイルドな薬方で、また自汗の症状が大切で、幅広く多くの病に用いられる。（藤平健）

　桂枝湯は栄（栄養）衛（防衛）の剤で高齢者には持って来いの強壮剤である。（田畑）

　桂枝湯服後の注意は本邦の俚言、白粥・梅干し・髪・月代（さかやき）と似ている。（田畑）

　娘を嫁にやるときの三種の神器は桂枝湯、紫雲膏、牛黄。（田畑）

19

Ⅱ　太陽病類

3.　桂枝加桂湯

焼鍼シ、其レヲシテ汗セシメ、鍼処寒ヲ被リ、核起ッテ赤キ者ハ、必ズ
奔豚ヲ発ス。気少腹ヨリ心ニ上衝スル者。

（傷／太陽病中篇 124　金／奔豚気病篇）

○　　桂枝湯方内の桂枝を増量して 8.0 とする。

　脈候は桂枝湯より更に弱く上衝激しく奔豚を発し＝＝［桂枝・甘草］、或
いは激しい頭痛、偏頭痛、心悸亢進、耳鳴等のある者。

【応用】
　　奔豚症。激しい頭痛。

【コメント】
　　奔豚の説明は昔からいろいろ多くあるが、空理
空論に近く、影を捉えたり風を捕えようとするよ
うなものである。金匱要略には、奔豚病は下腹部
からのどにつき上げてきて、発作のときは死ぬほ
ど苦しみ、やがて元の状態におさまる、とある。
要するに動悸がして気の上衝が激しい症状である。
（広義）

4. 桂枝加黄耆湯

　黄汗ノ病、腰ヨリ以上ハ必ズ汗出デ、下ニ汗無ク、腰臗弛痛シ、物有リテ皮中ニ在ルガ如ク、身疼重、煩躁シ、小便不利。　　（金 / 水気病篇）

　諸種ノ黄病、脈浮ニシテ、当ニ汗ヲ以テ解スベキ者。　　（金 / 黄疸病篇）

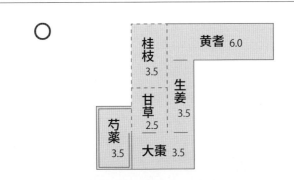

［桂枝・甘草］──　裏気を表位に達して皮膚を疎通する。
［桂枝・黄耆］──　肌表の黄水を去り、痺閉を和す

　皮膚の緊張がゆるんで══［桂枝・甘草］、衣類を黄染するほどの汗。表に水毒のある皮膚炎、腰痛══［桂枝・黄耆］、の者。

Ⅱ　太陽病類

【応用】

衣類を黄染するほどの盗汗、脱汗、黄疸。

腰痛。

汗かき易い者のアトピー性皮膚炎、虫さされで腫れる者。

分泌物の多い湿疹、耳疾患。

5. 桂枝加厚朴杏仁湯

太陽病、之ヲ下シ（下後とは限らず、虚している伏線）、**微喘スル者ハ**（軽微な呼吸困難）、**表未ダ解セザル故ナリ。**　　　　　　（傷/太陽病中篇 43）

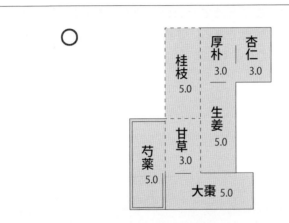

［桂枝・甘草］──脈浮弱で自汗のある者。
［厚朴・杏仁］──気と水が上に迫って胸がつまる微喘を治す。

　脈浮弱で自汗のある虚弱な者で＝［桂枝・甘草］、胸がつまって＝［厚朴・杏仁］、軽微な喘（呼吸困難）する者。

Ⅱ　太陽病類

【応用】

小児や老人などの軽い喘息や咳。
老人の軽症気管支炎や肺気腫など。

【コメント】

呼吸困難の病勢が激しいときは、この薬方で治することはできない。他方を参考にして治療を施すべきである。この薬方のみに拘泥していてはならない。（広義）

6. 桂枝加葛根湯

太陽病、項背強バルコト几几（しゅしゅ。頸を引くの貌）、**反ッテ汗出デ悪風スル者**。

（傷 / 太陽病上篇 14）

○ 　桂枝湯より桂枝、芍薬各一両（1.2g）を減じ葛根 6.4g を加う。

項背強急するも反って汗出づる者 ＝ ［桂枝・葛根］。

【コメント】

　桂枝湯に比べれば深く、葛根湯よりはなお浅く、自汗の傾向ありて太陽病虚証に位する。（田畑）

　平素、肩こりの症があるものが桂枝湯証を患った者。（田畑）

　葛根湯の加味方は多い。而し自汗の傾向が紛らわしかったら麻黄の入った葛根湯を避けて桂枝加葛根湯に加味した方が無難である。また太陽と少陽の併病である柴胡桂枝湯は、柴胡桂枝加葛根湯として用いて効を得ることがある。（田畑）

Ⅱ　太陽病類

7. 桂枝去芍薬湯

太陽病、之ヲ下シテ後、脈促（表に迫る候、表未だ解せず）**二、胸満スル者。**

（傷／太陽病上篇22）

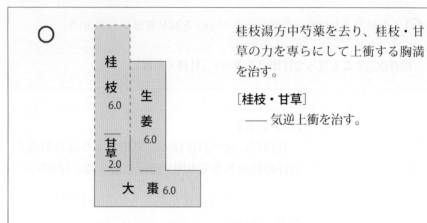

桂枝湯方中芍薬を去り、桂枝・甘草の力を専らにして上衝する胸満を治す。

［桂枝・甘草］
── 気逆上衝を治す。

疲れ易く気のみ突出して胸苦しさを覚ゆ＝桂枝湯去芍薬、迫りくるような脈候の者。

【応用】
　上逆し、胸満感（胸苦しさを訴える諸症状）。
　この方は実地上応用される場合は少ないが、これより出づる諸方を解するには必要欠くべからざる方である。（田畑）

7. 桂枝去芍薬湯

【コメント】
　脈来ること数に、時に一止し、復た来る者を名づけて促と云う。（広義）

Ⅱ　太陽病類

8. 桂枝麻黄各半湯

　太陽病、之ヲ得テ八九日、瘧状ノ如ク、発熱、悪寒シ、熱多ク、寒少ナク、一日二三度発シ、面ニ熱色有リ、少シク汗出ズルヲ得ル能ワザルヲ以テ、身痒シ。

(傷/太陽病上篇23)

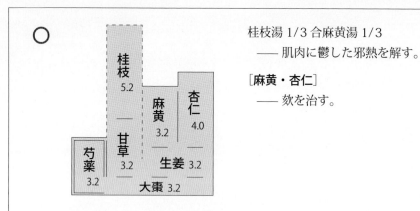

桂枝湯1/3 合麻黄湯1/3
　——肌肉に鬱した邪熱を解す。

［麻黄・杏仁］
　——欬を治す。

太陽病がやや長びき邪熱が肌肉に鬱し＝［桂枝・甘草］［甘草・麻黄］、暑がること多く、或は顔面赤く、或は身痒がり、のどちくし＝［甘草・麻黄］、欬する＝［麻黄・杏仁］、者。

【応用】
　かぜなどが長びいて暑がって布団をはぎ、或は肩のあたりだけが寒く、のどが痛み、欬あり、汗が出て脈の緊張のよい者。小児のかぜに宜しい。

8. 桂枝麻黄各半湯

じんま疹や皮膚瘙痒証で汗ばみ顔面紅潮のもの。

【コメント】

本方証より自汗が多ければ桂枝二麻黄一湯。

マラリア様疾患で、熱感が多く、四肢や身体がものうく痛む者は、数回発作があった後、桂枝二麻黄一湯、桂麻各半湯の一方を選び，その発作時に先だち服用し、温かく体を覆って発汗すれば1回の発汗で治癒する。もし口渇のあるものは桂枝二越婢一湯がよろしい。これら三薬方はみな、瘧の病を打ち切る良薬である。(広義)

II 太陽病類

9. 桂枝二越婢一湯

太陽病、発熱、悪寒、熱多ク、寒少ナシ。 (傷／太陽病上篇 27)

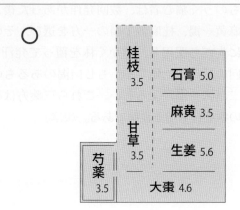

桂枝湯 2 合越婢湯 1 ── 筋骨に鬱した邪熱を除く。
[桂枝・麻黄・石膏] ── 表裏に徹する熱を解す。
[麻黄・石膏] ── 気を小便に通し腫、口渇を治す。
[甘草・麻黄] ── 水邪を除き喘、疼痛を治す。

　邪熱が筋骨に鬱した病で桂麻各半湯よりも深く＝[桂枝・麻黄・石膏]、渇、小便不利＝[石膏・麻黄]、身疼痛＝[甘草・麻黄]などのある者。

9. 桂枝二越婢一湯

【応用】

　長びいてこじれた太陽病で暑がり、口渇のあるもの。

　神経痛やリウマチ性疾患で、脈、腹に力あり、渇、尿不利の者には（苓）朮・附子を加えて効あり。

　発疹などで痒みあり、口渇し赤ら顔の者。

【コメント】

　風疹、痛風の初起、寒熱休作し、支体疼重、或は攣痛し、或は走注腫起する者は、此の方を以て汗を発し、後加朮附湯を与うべし。（広義）

　歩いて来られる程度のリウマチ、神経痛にファーストチョイスとして本方及び加朮附湯を考えてよい。（石原明）

Ⅱ　太陽病類

10. 葛根湯

太陽病、項背強バルコト几几(しゅしゅ)、汗無ク悪風ス。　　　（傷/太陽病中篇31）

太陽ト陽明トノ合病、自下利ス。　　　（傷/太陽病中篇31）

太陽病、汗無ク、小便反ッテ少ナク、気胸ニ上衝シ、口噤ミテ語ルヲ得ズ。
　　　　　　　　　　　　　　　　　　　　　（金/痙湿暍病篇）

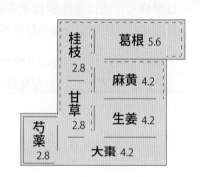

［桂枝・葛根］——— 表気を発散し頭項腰脊に凝縮して強急する血を解し項背強急を治す。
［桂枝・麻黄］——— 発汗の主薬。
［葛根・芍薬］——— 血分を和し自下利を治す。

　病、項背に鬱して強急し＝［桂枝・葛根］、汗無き者＝［桂枝・麻黄］。またその変は重き者は自下利＝［葛根・芍薬］、破傷風などがある。

10. 葛根湯

【応用】

感冒、流感、扁桃腺炎、中耳炎などの熱性病の初期で脈浮実の者。

下痢の初期。

破傷風類似症。小児のひきつけ。むちうち症。夜尿症。よこなで症。

神経痛、リウマチ。肩こり。腰痛。皮膚炎、湿疹。蓄膿症。結膜炎。歯痛。乳汁分泌促進。

【コメント】

此の方は項背強急を主治する也。故に能く髄膜炎類似の疾患、痙攣して気絶するものを治す。症に従い熊胆、参連湯、瀉心湯などを兼用するがよい。（広義）

疫痢の初期、発熱悪寒し、脈数なる者は、当に先づ本方を用い、温覆発汗すべし。若し呕する者は加半夏湯を以て汗をとり、のち大柴胡湯、厚朴三・七物湯、大小承気湯、調胃承気湯、桃核承気湯、大黄牡丹皮湯、大黄附子湯を各症に随って之を処しひそんだ毒を排除するがよい。（広義）

咽喉が腫れて痛んだり、流行性の耳下腺炎や下顎リンパ腺、はやり目で赤く腫れて痛んだりするときに、項や背中が強ばり痛み、発熱して悪寒し、脈が浮数であれば葛根湯がよい。桔梗や大黄、石

33

膏をそれぞれ選んで加えて用い、応鐘散（川芎・大黄）、瀉心湯を兼用するがよい。（広義）

本方に朮と附子を加えて、葛根加朮附湯と名づける。発斑症で発病するたびに悪寒、発熱、腹痛する者、及び湿疹や皮下出血でかゆみの激しい者によい。（広義）

一切の瘡瘍で肥厚して硬くなって痛むものは、みな葛根加朮附湯で排毒するがよい。応鐘散兼用。あるいは加川芎、大黄など。（広義）

軽い蓄膿症や額の骨の中の重い蓄膿症、鼻閉塞、鼻たけなどで、臭い鼻汁がぼたぼた垂れたり、においがわからなくなったりするのは、みな前頭中にたまった湿、膿のせいである。前額洞蓄膿症は最も重い病気で、早く治療しなければ、或いは命を落とすこともあろう。これには葛根加朮附湯がよい。（広義）

非常に古くなって毒がこり固まって動かず、沈滞して症状が膠着したものは、葛根加朮附湯、桂枝加朮附湯、烏頭湯などで揺り動かし、ゆさぶるがよい。（広義）

11. 葛根加半夏湯

太陽ト陽明トノ合病、下利セズ、但ダ呕スル者。　　（傷／太陽病中篇33）

● 　葛根湯方中に半夏4.8gを加う。

　病、項背に鬱して強急し、汗無き者で、上冲の気劇しく呕する＝
［生姜・半夏］者。また咽痛のある＝桂枝・甘草・半夏］、者。

【コメント】
　葛根湯を与えて、反って食欲減退する者に本方証有り。（奥田謙蔵）

　本方は少陰病咽痛にも効く。太陽病、少陰病は病位が表と裏の関係にあり、半夏散及湯の方意がある故である。（田畑）

Ⅱ 太陽病類

12. 麻黄湯

太陽病、頭痛、発熱シ、身疼、腰痛シ、骨節疼痛シ、悪風シ汗無クシテ喘スル者。　　　　　　　　　　　　　　　　（傷／太陽病中篇35）

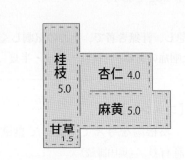

［**桂枝・麻黄**］―― 表気を発散し上部表位の水気を和し、発汗の主薬となし、悪寒、発熱を治す。
［**甘草・麻黄**］―― 喘、疼痛を治す。
［**麻黄・杏仁**］―― 上部の水をめぐらし、喘を治す。

　表邪固く張りつめて汗無く、頭痛発熱し＝［桂枝・麻黄］、邪熱水気は身体骨節に迫り疼痛し＝［甘草・麻黄］、また胸中に迫り喘する者＝［麻黄・杏仁］、を治す。

12. 麻黄湯

【応用】

熱性病の初期で、頭痛、発熱、悪寒、身体疼痛し脈浮緊にして汗出でざる者。

感冒等にして脈緊にして数、喘欬に苦しむ者。

熱性病の初期にして衄血を発する者。

新生児で、時々発熱し鼻がつまって通ぜず、乳を飲むことのできない者に本方をのませると直ちに治る。（広義）

Ⅱ　太陽病類

13.　麻黄加朮湯

湿家、身煩疼スルハ、其汗ヲ発スルヲ宜シト為ス。　　　（金／痙湿暍病篇）

● 麻黄 5.0　桂枝 5.0　甘草 4.0　杏仁 4.0　朮 8.0

　身疼痛し、小便不利する者＝［麻黄・朮］、や炭酸ガス中毒＝
［桂枝・甘草］、の者を発散と利尿により排泄して治す。

【応用】

　リウマチ、関節炎等で無汗で小便不利する者。
ガス中毒、一酸化炭素中毒。

【コメント】

　山に入って山の毒気を冒したり、或は洞穴、井
中に入り、或は麹室、浴室の熱気で、暈倒気絶す
る者は、但に大剤を連服せしむべし。即ち蘇る。（広
義）

　腱鞘炎に用いて３日でよくなった。（大塚敬節）

　本方に駆瘀血剤を兼用して捻挫に著効を得てい
る。（千田五月）

14. 小青竜湯

　傷寒、表(未ダ)解セズ、心下ニ水気有リ、乾嘔シ、発熱シテ欬シ、或ハ渇シ、或ハ利シ、或ハ噎シ、或ハ小便利セズ、少腹満シ、或ハ喘スル者。

(傷/太陽病中篇40)

　心下ニ水気有リ、欬シテ微喘シ、発熱シ、渇セズ。　(傷/太陽病中篇41)

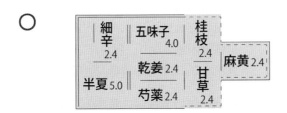

［甘草・乾姜］── 胃内停水を除く。
［乾姜・半夏］── 乾嘔を治す。
［桂枝・麻黄］── 発表の主薬。
［細辛・五味子］── 欬を治す。

　脈細にして力あり、心下に水気有りて══［甘草・乾姜］、乾嘔し══［乾姜・半夏］、発熱して欬する者══［桂枝・麻黄］［細辛・五味子］、を表裏双解して治す。

II　太陽病類

欬逆倚息、臥スルヲ得ズ。　　　　　　　　　　（金／痰飲欬嗽病篇）

溢飲ヲ病ム者ハ、当ニ其ノ汗ヲ発スベシ。　　　（金／痰飲欬嗽病篇）

【応用】

　　心下に水気あり、発熱と喘欬を主とする感冒。
　　気管支拡張症、肺気腫。
　　急・慢性腎炎、ネフローゼ。

【コメント】

　　気管支喘息などで、咳が出て息が苦しく、煩躁し
て呼吸困難となり、脈が浮であるときは、心下に水
飲がある。これは小青竜湯加石膏の主治である。（広義）

　　或いはの五症は、皆本方の兼治する所なり。故
に本論に或いはと云いて若しくはと云わず。若し
くはと云えば、則ち必ず加味有るなり。（広義）

　　倚息は、ものに寄りかかって息をする様。呼吸
困難のはげしいときに現れる。（広義）

　　聯綿として断えざる者は涎と曰い、軽浮にして
白き者は沫と曰う。涎は津液の化する所、沫は水
飲の成る所なり。（広義）

　　本方のウラの方は苓甘姜味辛夏仁湯。（田畑）

　　気管支喘息には加杏仁 4.0、石膏 10。（本間棗軒）

15. 大青竜湯

　太陽ノ中風、脈浮緊ニ、発熱、悪寒シ、身疼痛シ、汗出デズシテ煩躁スル者。
（傷/太陽病中篇38）

　傷寒、脈浮緩ニ、身疼マズ、但重ク、乍チ軽キ時有リ、少陰ノ証無キ者。
（傷/太陽病中篇39）

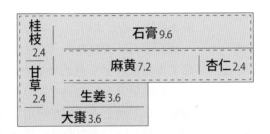

［桂枝・麻黄・石膏］——汗を峻発させて表裏に徹する熱を解す。
［甘草・麻黄］——喘、疼痛を治す。

　麻黄湯を与えても発汗せず、或は初めより汗なく煩躁する者の汗を峻発し＝［桂枝・麻黄・石膏］、発熱、悪寒し、身疼痛し、喘する者＝［甘草・麻黄］、を治し、また病沈伏した傷寒（無汗）を治す。また本方は、麻黄湯、越婢湯の合方と見なすべく、発汗清熱の峻剤である。

Ⅱ　太陽病類

【応用】

熱性病で発熱悪寒甚だしく渇して煩躁する者。
急性腎炎の初期。

【コメント】

　眼が痛み、涙が多く出て止まらず、眼球結膜は
甚だしく充血して角膜周辺は濁り、あるときは眉
梭骨が痛み、あるときは頭が痛み耳が痛む者を治
す。また眼瞼炎やトラホームなどで、涙が濃く粘っ
こく、かゆみや痛みのひどい者を治す。ともに車
前子を加えるとよい。

　風眼症（流行性結膜炎、淋菌性結膜炎）にて、暴発激
痛する者は、早く救治せざれば眼球破裂逆出し、
尤も極陰至急の症と為す。急に紫円を用いて、数
回激しく下痢をさせ病が略治してから大青竜湯を
用いるがよい。また腹証に従って大承気湯、大黄
硝石湯、瀉心湯、桃核承気湯などをそれぞれ選ん
で兼用する。（広義）

　脱汗、軽ければ四肢微急、小便難の桂枝加朮附湯。
汗出て動悸激しく小便不利は茯苓甘草湯。筋肉の
びくつきあらば真武湯。煩躁は茯苓四逆湯。眠る
こと得ずは乾姜附子湯。（田畑）

16. 続命湯

　中風、痱ニテ身体自ラ収メルコト能ワズ、口言ウ能ワズ、冒昧ニシテ痛ム所ヲ知ラズ（外台は人を識らず）、或ハ拘急シ転側スル得ザルヲ治ス。

(金/中風歴節病篇　古今録験)

　麻黄 3.0　桂枝 3.0　当帰 3.0　人参 3.0　石膏 6.0　乾姜 2.0
　甘草 2.0　川芎 2.0　杏仁 4.0

　実証に近い者の気血をめぐらし、陽気を復す。血分多く水気少なし。血に川芎、当帰、人参あり、水に麻黄、杏仁、気に桂枝、甘草、石膏、乾姜あり。

【応用】
　脳血管障害等で運動、知覚、言語障害のあるもの。

【コメント】
　続命湯の名のつくものに種々あり、西州続命湯は（大）続命湯の人参を去って黄芩を加えたものである。
　続命湯は大青竜湯の加減方と考えられるが、それよりやや虚した小続命湯は麻黄湯の加減方と考えられ、方は附子 1.0〜、防風、芍薬、防已、麻黄、

II 太陽病類

川芎、黄芩、桂枝、生姜各2.0、杏仁3.5、甘草、人参各1.0より成り、同じく脳血管障害に用いて効あることがある。（田畑）

偏枯（半身不随）の初期に用いて効あり。（浅田宗伯）

Ⅲ

少陽病類

Ⅲ　少陽病類

1.　少陽ノ病タル、口苦ク、咽乾キ、目眩メク也。

(傷 / 少陰病篇 272)

　　少陽病の提綱。少は微少にして少壮。陽は積極性。

　　陽証進行して表位を離れて深層に入るも未だ裏位に達せず、その中間に於ける時期を位とし、精気と邪気が胸脇に鬱して、その勢が上逆して口苦、咽乾、目眩の自覚症あり、これ問診の要ある所以である。

　　その主徴は、胸脇部の圧重痞塞感（胸脇苦満）、食欲不振、渇、嘔気、嘔吐、或は心煩、口苦、咽乾、耳聾、目眩、舌白苔で、之に欬嗽、胸痛、腹痛等を随伴する。

　　太陽の時期における悪寒発熱は変して往来寒熱となり、或は微熱身熱となる。

　　少陽病の病む幅は広く、故に脈候は弦、緊、細と一定しない。

2. 小柴胡湯

　傷寒、五六日、中風、往来寒熱シ（弛張熱）、胸脇苦満シ、黙黙トシテ飲食ヲ欲セズ、心煩シ、喜嘔ス。　　　　　　　　　　（傷／太陽病中篇99）

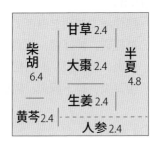

[柴胡・黄芩] ── 胸脇の気熱を和し、心下以下の血熱を下降して胃熱をさまし、胸脇苦満、往来寒熱、欬、経水不利等を治す。
[黄芩・人参] ── 食欲不振を治す。
[生姜・半夏] ── 呕、嘔吐、噦、噫を治す。
[柴胡・甘草] ── 心煩を鎮める。

　心胸部の満悶苦悩、往来寒熱、身熱、頸項強、血熱を解し ══ [柴胡・黄芩]、嘔気、食進まずを治し ══ [生姜・半夏][黄芩・人参]、心煩を鎮める [柴胡・甘草]。

Ⅲ　少陽病類

傷寒、四五日、身熱、悪風シ、頸項強バリ、脇下満チ、手足温ニシテ渇
スル者。

（傷／太陽病中篇 103）

婦人ノ中風、七八日続イテ寒熱ヲ得、発作時有リ、経水適断ツ者。

（傷／太陽病中篇 151）

【応用】

熱性病で初期を過ぎて弛張熱を呈する感冒など。
神経質、神経症、拒食症、癲癇など。
肺炎、胆嚢炎、胆石症、黄疸、慢性胃腸障害。
中耳炎、耳下腺炎、扁桃腺炎。

【コメント】

柴胡の諸方は、皆能くマラリア様の疾患に効く。
要は当に胸脇苦満の症を以て、目的と為すべし。（広
義）

流行性の熱病、頭部の丹毒、急性の耳下腺炎、
顎下腺炎などで、胸脇が張って苦しく、往来寒熱
したり、咽乾口燥する者を治す。若し煩躁譫語す
る者は、芒硝石膏を択び用う。（広義）

初生児、時時故無くして発熱し、胸悸し、或は
吐乳する者は、之を変蒸熱と称す。此方に宜し。
大便秘する者は加芒硝湯。（広義）

2. 小柴胡湯

傷寒愈えし後、唯耳中啾啾として安んぜず、或は耳聾累月復せざる者あり。この方を長服すべし。（広義）

凡そ大小柴胡湯を用い、蒸蒸として振い卻って発熱して汗出づる者は、謂う所の戦汗である。汗下を経るの後と雖も、柴胡の症仍ほ在る者は、復た柴胡湯を用うべし。必ず蒸蒸として戦慄し、大汗、淋漓、患う所脱然として解す。あらかじめ患家にそのことを告げておいて戦慄がきたら暖かくして汗を出させるようにするがよい。（広義）

適断は、経行中に病を得て断つ者を謂う。故に曰くその血必ず結ぼれると。而して急結鞕満等の症状有るに非ず。故に柴胡はその熱を駆るのみ。桃核承気湯、抵当湯等のいく所と同じからざるなり。（広義）

耳疾患は柴胡剤が応じることが多い。経絡から言って耳は少陽柴胡の証に相当するからであろう。論に云う、耳の前後腫れ、之を刺せば少しく差え、外解せず、病十日過ぎて、脈続いて浮なる者は小柴胡湯を与う、と。（田畑）

小柴胡湯は少陽病正対の証で、小児に用いられることは多いが、実際には多く用いず、柴胡剤の中心として考え、他剤の応用として役に立つ。（田畑）

Ⅲ 少陽病類

3. 柴胡桂枝乾姜湯

　傷寒、五六日、已ニ発汗シ、而シテ復タ之ヲ下シ、胸脇満シ、微結シ、小便利セズ、渇シテ嘔セズ、但ダ頭汗出デ、往来寒熱シ、心煩スル者ハ、未ダ解セズト為ス也。

（傷 / 太陽病下篇 154）

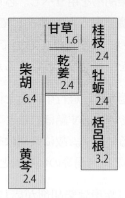

［柴胡・黄芩］──── 胸脇満微結、往来寒熱を治す。
［栝呂根・牡蛎］── 渇、尿不利を治す。
［桂枝・甘草］──── 頭汗、盗汗を治す。
［柴胡・甘草］──── 心煩を鎮める。

　疲労して脈は弱く、胸脇苦満甚しからず＝［柴胡・黄芩］、津液欠乏して渇して小便不利し＝［栝呂根・牡蛎］、上衝して頭にのみ汗あり［桂枝・甘草］、精神困乏＝［柴胡・甘草］、の者。

3. 柴胡桂枝乾姜湯

【応用】

感冒等で往来寒熱し、口渇、食欲減退する者。

取り越し苦労し、些細なことに気を病むノイローゼ、神経症。

気管支炎、肺結核等で慢性化したもの。

胃炎、黄疸等。

【コメント】

肺結核、ルイレキ、痔瘻などで、慢性化しなかなか治らず、身体が弱り、胸脇苦満、からえずき、寒熱が交交起こり、動悸や煩悶があり、盗汗、カラ咳が出たりのどや口が乾き、軟便で、小便の出が悪く、血色悪く、精神的に参ってしまい、味の濃い強い薬に耐えられない者には本方がよい。(広義)

盗汗の止まない者には加黄耆 3.0・茯苓 3.0、熱の続く者には加黄耆・土別甲、欬のひどいときは加五味子、動悸・息切れの甚だしい者には加呉茱萸 3.0・茯苓 3.0。(田畑)

Ⅲ　少陽病類

4. 柴胡桂枝湯

　傷寒六七日、発熱微悪寒シ、支節煩疼シ、微嘔シ、心下支結シテ外証未ダ去ラズ。　　　　　　　　　　　　　　　　　（傷／太陽病下篇 153）

　心腹卒カニ痛ム者。　　　　　　　　　（金／腹満寒疝宿食病篇附方）

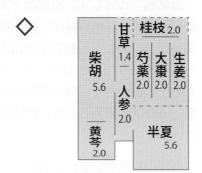

　小柴胡湯証、桂枝湯証相交わる者。

　病少陽の位に進み（小柴胡湯）、微嘔＝［生姜・半夏］、心下支結し＝［人参・黄芩］、尚ほ表証（桂枝湯）を兼ね有し、発熱微悪寒［桂枝・甘草］、支節煩煩疼し＝［芍薬・甘草］、二陽の勢相交わる者を双解する。

4. 柴胡桂枝湯

【応用】

感冒等などでやや時日を経て頭痛、発熱、噫、食欲不振等のある者。

胃痛など上腹部痛の強い者。牡蛎 3.0、小茴香 1.5 を加味するとよい。

【コメント】

発汗期を失し、胸脇満して呕し、頭疼身痛し、往来寒熱し、累日癒えず、心下部がつかえて飲食進まざる者。或は発汗はしたが、十分でなかったためか、病気が治らず、また重くなったりもせず、熱気が体にまとわりついて引かず、胸満微悪寒して、呕して食を欲せず、治ったような治らないような場合がある。このようなときは、その発熱のごく初期に本方を服用し重覆して汗を取るがよい。（広義）

いつも腹痛のある人が、腰や腹がひきつれ痛み、それが胸脇にまで及び、悪寒と発熱が交互に出て、心下部が痞えて硬くなり、呕き気などを催す場合には本方がよい。（広義）

婦人、故無く悪寒や熱感を強く覚え、頭痛めまいし、みずおちが痞えて苦しく、むかむかして呕吐し、身体のあちこちがうづいたり痛んだり、或はしびれたり、気がめいって人に会うことを嫌い、

53

Ⅲ　少陽病類

或はしきりにあくびをするのを、俗に血の道という。これには本方がよい。三黄瀉心湯を兼用してよい場合がある。(広義)

　本方を用いる者は、一見気短かそうに見え、更に勝気で几帳面で潔癖で、神経質である。(田畑)

5. 四逆散

　少陰病、四逆。其人或ハ欬シ、或ハ悸シ、或ハ小便不利、或ハ腹中痛ミ、或ハ泄利、下重スル者。　　　　　　　　　　　　　　　　（傷 / 少陰病 328）

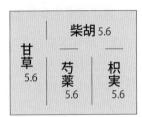

［柴胡・枳実］
　── 凝結した湿邪をめぐらす。
［枳実・芍薬］
　── 気滞を通じ、血をめぐらす。
［芍薬・甘草］
　── 両腹直筋の緊張をゆるめる。
［柴胡・甘草］
　── 肝気の鬱結を散じて心煩を
　　　治す。

散は 1 回 4g 服用

精気が胸脇心下に凝滞して緊張状態を起こして四肢にめぐらず、逆冷し
≡ ［柴胡・枳実］［枳実・芍薬］、**腹直筋は全長に亘り異常緊張する者の**
≡ ［芍薬・甘草］、**欬、悸、腹痛、下痢、心煩等を治す。**

【応用】
　　　ヒステリー、癲癇、神経症。
　　　裏急後重のある下痢性疾患。

Ⅲ　少陽病類

気管支炎など。
胃炎など。

【コメント】

湯として用うれば反って佳し。(広義)

痢疾、累日下利止まず、胸脇苦満し、心下痞塞し、腹中結実して痛み、裏急後重する者を治す。(広義)

この症は手足が冷えたり下痢したりして真武湯証と誤認し易いが、また桂枝人参湯とは表裏をなす症状があるので、精診して慎重に判断を下さねばならない。

貧血気味で冷えっぽく、冬は四肢が冷えて少陰病らしく見えるが実は脈腹に力があり、舌は乾燥した白苔で少陽病の実証である。また夏は手掌に汗をかき、ほてることもある。(小倉重成)

本方証を呈する者は内向性の性格者が多く、些細なこと（特に病気に対して）に心配する性格で、何事によらず悪い方に考え、考えすぎてうっとうしい気のめいりそうな精神状態の者が多い。

本方は単方でなく、加減方、合方で用いた方が良い場合が多い。(細野史郎)

6. 大柴胡湯

呕止マズ、心下急、鬱々トシテ微煩ス。　　　　　　（傷/少陰病328）

熱結ボレテ裏ニ在リ、復ッテ往来寒熱ス。　　　　　（傷/太陽病下篇143）

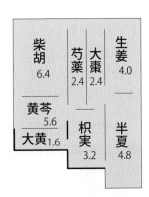

［柴胡・黄芩］——— 胸脇苦満、往来寒熱を治す。
［黄芩・半夏］——— 心下部の緊張を緩める。
［生姜・半夏］——— 止まざる呕を治す。
［枳実・大黄］——— 胸腹満を下泄して治す。

　少陰の症一段と進み胸脇心下部の鬱塞緊張著しく＝［柴胡・黄芩］
［柴胡・枳実］、呕吐の症激しく＝［生姜・半夏］、心煩一段と進行する者を瀉下に因って＝［枳実・大黄］、治す。

Ⅲ　少陽病類

発熱シ、汗出デテ解セズ、呕吐シテ下利スル者。　　（傷 / 太陽病下篇 172）

【応用】
　　胃炎、胃痛、胆石症、ときに加石膏。合茵蔯蒿湯。
　　高血圧症、加釣藤 3.0、黄耆 2.0、合桃核承気湯。
　　脳血管障害。
　　糖尿病、加地黄 8.0。

【コメント】
　　小柴胡湯に喜呕と云ひ生姜三両、大柴胡湯は呕
不止で生姜は五両、呕の程度によって生姜の量の
多い、少ないがある。（広義）

　　狂症にて胸脇鞕満し、心下痞塞し、腹拘攣し、
膻中の動甚だしき者を治す。鉄粉を加えて奇効あ
り。（広義）

　　常日頃から気分が塞ぎ、胸がいっぱいで食欲が
なく、二三日或は四五日も便秘してみずおちが時々
痛んで胃液を吐く。そのような人の多くは胸脇が
ふくらんだ感じがして苦しく、項から肩にかけて
こり、押すと必ずひきつれ痛みがある。また時に
は酸っぱい水が上ってきて胸やけを起すものを俗
に痃積留飲痛という。大柴胡湯を長期間服用させ
るとよい。（広義）

6．大柴胡湯

　瀉心湯類は心下痞鞕するも心下筋肉に厚みが薄く底力がない。カッとなってむかっ腹を立てるがすぐさめてしまい、気が移り易いのに対し、大柴胡は心下の底にぐっとつまりたる処あり、容易に色に現わさないが、一度怒れば怒髪天をつくようで意志的で線が太く、舌苔は黄色で厚い。（田畑）

Ⅲ　少陽病類

7. 柴胡加竜骨牡蛎湯

　傷寒、之ヲ下シ、胸満煩驚シ、小便利セズ、譫語シ、一身尽ク重ク、転側ス可カラザル者

（傷/太陽病中篇 112）

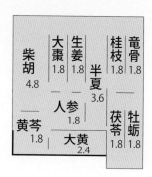

［柴胡・黄芩］——　胸脇苦満を治す。
［桂枝・竜骨］——　驚を鎮め、
［竜骨・牡蛎］——　胸腹の悸を鎮め煩悶驚悸を治す。
［半夏・茯苓］——　水気を除く。

　胸脇苦満し＝［柴胡・黄芩］、心悸亢進、不眠、驚狂等の常度を失する者を治し＝［桂枝・竜骨］［竜骨・牡蛎］、水気あって身重き者＝［半夏・茯苓］、を治す。

7. 柴胡加竜骨牡蛎湯

【応用】

神経症、不眠症、神経分裂症。
血の道症、更年期障害。
心臓弁膜症、心悸亢進症。
動脈硬化症、高血圧症。

【コメント】

按ずるに、此の方、甘草、黄芩を脱するに似たり。
（広義）

狂症、胸腹の動甚しく、恐れるあまり人を避け、ぼんやりと坐りひとり言をつぶやき、昼も夜も寝ず、大変に疑い深く、時に自殺しようとし、病床にじっとしていられない者を治す。（広義）

癇症で、時時寒と熱がこもごも来て、心が沈んでやたらに悲しがり、夢ばかり多くて熟睡できず、或は人に按するを拒み、或は真っ暗な部屋に閉じこもり、長患いの結核のようになった者を治す。狂気と癇症の二症のときも、やはり胸脇苦満、激しいのぼせ、胸や腹の動悸が目標となる。（広義）

てんかんで常日頃胸中満してのぼせ、胸や腹に動悸がして毎日２、３回も発作を起こす者は、いつも怠らずに本方を服用していれば、しばしば発作を起こすようなことはなくなるであろう。（広義）

Ⅲ　少陽病類

　　本方証で慢性化したものに甘草 1.8g を加えると桂枝甘草の方意を生じて、気の異常を治す桂枝甘草湯、苓桂甘棗湯、茯苓甘草湯等の能を生じてうまくいくことがある。(田畑)

　　大黄は他薬を煎じて滓を去った後に加えて一二沸するがよい。これ "気痞" を散じる方法である。(田畑)

8. 桂枝去桂加茯苓朮湯

　桂枝湯ヲ服シ、或ハ之ヲ下シ、仍ホ頭項強バリ痛ミ、翕翕トシテ発熱シ、汗無ク、心下満チ微痛シ、小便利セザル者。　　　　（傷／太陽病上篇28）

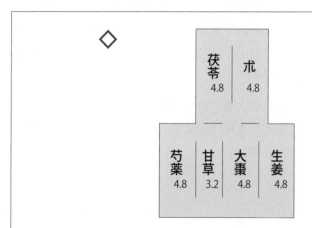

［茯苓・朮］——— 水気を順通すること最も速やかな剤。
［茯苓・甘草］— 心下に結迫する水を治す。
［生姜・朮］——— 心下に迫る水気を除く。

　胃内停水あり＝［茯苓・朮］、心下部張って微痛し、項背強ばり、汗無く、小便不利する者＝［茯苓・甘草］［生姜・朮］、の発熱、嘔吐、腹痛、下痢等を治す。

Ⅲ　少陽病類

【応用】

発熱、腹痛。

嘔吐、腹痛、下痢。

【コメント】

本方は桂枝湯証に水飲の変が加わったために、茯苓、朮を加えてその水飲を下に導く。桂枝は諸薬をひきいて邪を上へと導いて発散させる能があるので利尿の目的は妨げられる。故に桂枝を去る。（奥田謙蔵）

本方の大棗、甘草を附子に置き換えると真武湯となる。去桂は表証から裏証に移る重大な意味をもつ。（田畑）

9. 桂枝甘草湯

　発汗過多、其ノ人叉手シテ自ラ心ヲ冒ヒ、心下悸シ、按ズルヲ得ント欲スル者。　　　　　　　　　　　　　　　　　（傷/太陽病中篇 64）

　　桂枝 4.0　甘草 2.0　×1

表の残邪を散じ、虚気の心下に上衝急迫するを治す。

【応用】
　急迫的に起った心悸亢進で、或は呼吸促迫を伴う者。

【コメント】
　諸を桂枝加桂湯に比ぶれば衝逆猶ほ軽き者なり。
（広義）

　桂枝・甘草の二味の薬徴は気逆上衝を治す主薬となし、上衝、頭痛、発熱、悸、冒、奔豚、胸満、嘔、煩、煩躁、短気、狂、尿不利を治す。

Ⅲ 少陽病類

10. 桂枝甘草竜骨牡蛎湯

火逆シ、之ヲ下シ、焼鍼ニ因ッテ煩躁スル者。　　（傷 / 太陽病中篇 125）

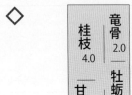

［桂枝・甘草］
　── 気逆上衝して煩躁するを治す。
［桂枝・竜骨］
　── 驚狂を鎮墜する。
［竜骨・牡蛎］
　── 顕著な臍上動悸を鎮め、煩躁、動悸を治す。

火気の変で逆上、呼吸促迫し＝［桂枝・甘草］［桂枝・竜骨］、臍上動悸し、心悸亢進し＝［竜骨・牡蛎］、煩躁する者を治す。

【応用】
　火傷や灸傷による煩躁や心悸亢進。
　神経性心悸亢進、ヒステリー。

【コメント】
　驚狂し、起臥安からずの救逆湯に似ているが、それよりも軽易。（田畑）

11. 桂枝加竜骨牡蛎湯

少腹弦急シ、陰頭寒エ、目眩シ、髪落ツ。男子ハ失精シ、女子ハ夢交ス。

（金 / 血痺虚労病篇）

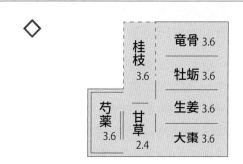

[桂枝・甘草] ── 気逆上衝を治す。
[桂枝・竜骨] ── 陽気の亢ぶりを鎮静する。
[竜骨・牡蛎] ── 顕著な臍上動悸を鎮める。

　逆上し驚怖し易く＝[桂枝・甘草][桂枝・竜骨]、**性的神経症、動悸、めまいし、顕著な臍上動悸**＝[竜骨・牡蛎]、のある者。

【応用】
　　性的神経症、対人赤面症、円形脱毛症、神経症。

III　少陽病類

【コメント】

　稟性薄弱の人、色欲過多なるときは、則ち血精減耗し、身体羸痩、面に血色無く、身に常に微熱有り。四肢倦怠、唇口乾燥し、少腹弦急し、胸腹の動甚だしく、其の窮まるときは死せずして何を待たんや。長く此の方を服して厳に閨房を慎しみ保嗇調節（体をととのえ養う）するときは、則ち以て骨を肉づけ生を回らすべし。（広義）

　婦人、心気鬱血し、胸腹の動甚だしく、寒熱 交 も作り、経行常に期を忘ち、多夢驚惕し、鬼交漏精し、身体漸く羸痩に就き、其の状恰も労療に似たり。孀婦（やもめ）、室女（オールドミス）にて情欲妄動して遂げざる者に、多く此の症有り。此の方に宜し。（広義）

　此の方、及び救逆湯、桂枝甘草竜骨牡蛎湯の三方は、謂う所の癇家。上衝し、眩暈、耳鳴し、胸腹動悸し、夢寐驚悸（就寝中にハッとして起きる）し、精神恍惚、或は故なく悲傷する者は、症に随いて撰用すれば各効有り。若し心下痞し、大便難の者は、瀉心湯を兼用すべし。又火傷、渇発にて大熱、口渇、煩躁悶乱し、死せんと欲する者、及び灸後発熱煩冤する者は、三方を撰用し、或は瀉心湯、黄連解毒湯等を撰用す。（広義）

12. 黄芩湯　黄芩加半夏生姜湯

　太陽ト陽明トノ合病ニシテ、自下利（自然に起れる下痢）スル者。若シ嘔スル者ハ、黄芩加半夏生姜湯。

(傷/太陽病下篇 179)

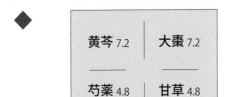

[黄芩・芍薬] ── 胃熱をさまし血気を和し、腸胃の機能を高めてしぶり腹、腹痛、渇、発熱を治す。
[黄芩・大棗] ── 胃熱をさまし胃を滋潤して、むかつき、渇を治す。
[生姜・半夏] ── 嘔、嘔吐を治す主薬。

　少陽の邪熱が内に迫って下痢、腹痛を発し ══ [黄芩・芍薬]、また病勢強く表に及ぼして発熱する者。

【応用】
　急性腸炎、大腸炎。
　食中毒。

Ⅲ　少陽病類

感冒等で、腹痛、下痢、発熱する者。

【コメント】

この症一転して進み、心下痞鞕を作す者は大柴胡湯を与うべし。（広義）

痢疾にて、発熱腹痛し、心下痞し、裏急後重して、膿血を便する者には大黄を加う。（広義）

13. 三物黄芩湯

四肢煩熱ニ苦シミ、頭痛マズ但ダ煩スル者。　　（金 / 婦人産後病篇附方）

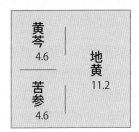

［黄芩・地黄］
—— 血鬱を下降して胃熱をさまし、血熱を瀉し、四肢煩熱を治す。

［黄芩・苦参］
—— 胃熱をさまし心胸に迫る伏熱を解し、煩熱を治す。

心胸苦煩し＝［黄芩・苦参］、手掌や足蹠が煩熱して苦しむ者＝［黄芩・地黄］。

【応用】
　産褥熱。
　肺結核、夏まけ。
　掌蹠膿疱症、中黄膏兼用。

【コメント】
　肺結核などの消耗熱があり、咳がやまず、種々の血証で、全身に煩熱が甚だしく、口の内外が乾

いてひび割れ、気分が悪くふさぎ込んだものによい。(広義)

夏月に至る毎に手掌足心煩熱して堪え難く、夜間尤も甚しく眠る能わざる者を治す。(広義)

諸失血の後、身体煩熱倦怠し、手掌足下熱更に甚しく、唇舌乾燥する者を治す。(広義)

小柴胡湯は、四肢煩熱し、頭痛悪風し、呕して食を欲せず等の症ある者を治す。この方は外証已に解し、但だ四肢煩熱甚しく、或は心胸苦煩する者を治す。弁識せざるべからざる也。(広義)

14. 大黄黄連瀉心湯

心下痞シ、之ヲ按ジテ濡（なん。柔軟の義、鞕満に至らず）、**其ノ脈浮ナル者。**
（傷／太陽病下篇 161）

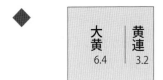

［大黄・黄連］
—— 胸中の気痞を散じる。

×1　ふり出し

心下が微結鬱熱して痞える感じで鞕からず、胸中苦しい者を下降して解する。

【応用】
　　高血圧などで不安な者に頓用。
　　鼻血、喀血、吐血、下血等に冷服。

【コメント】
　　大黄黄連瀉心湯は気痞（神経の亢ぶり）が主、瀉心湯は血証が主、食変を伴えば三瀉心湯。（小倉重成）

　　本方証の痞鞕は腹底に凝着して表分へ浮かぬ故

Ⅲ　少陽病類

手に応じ難し。瀉心湯ではその底に凝りたる痞鞭
はゆるまぬなり。（腹証奇覧）

　この方に甘草を加えて甘連大黄湯と名づく。赤
ちゃんが生まれてすぐにこれを与えると、胸や腹
の汚物を吐き下す。もし顔色が黒ずんでいたら紅
花を加える。（広義）

　假性の脳膜炎で、白眼を見せて目がすわり、痙
攣して口が開かず、心臓が激しく跳る者。
　小児のひきつけで胸中が張って苦しく、みずお
ちがつかえてものが食べられなかったり、食べた
物をすぐ吐く者。
　また口角炎、口内炎で白くただれ、舌に腫脹があっ
て舌が回らずしゃべることができない者などを治
す。これらには梔子、檗皮を加えて用いる。（広義）

　角膜乾燥症で、黒目に濁りを生じたり、白眼に
血管の赤筋が走り、或は白眼が青くてまぶしい者
を治す。（広義）

　癇の強い者がふさぎ込んで人に会うことを嫌い、
毎夜眠らず、膻中に動悸し、みずおちが痞えて苦
しい者などは皆甘連大黄湯がよい。（広義）

74

15. 瀉心湯

心気不足（定）、吐血、衄血スルハ。　　　　（金／驚悸吐衄下血胸満瘀血病篇）

医、反ッテ之ヲ下シ、心下即チ痞ス。　　　　　　　（金／婦人雑病篇）

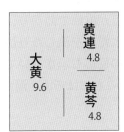

［大黄・黄連］
—— 胸中の気痞を散じる。

［黄連・黄芩］
—— 心胸中の血気を下降し胃熱をさまし、瀉心の源方となし、心下痞、痞鞕を解し、心煩、出血、呕、下痢等を治す。

赤ら顔で胃部に鬱熱、痞塞感があり、気分が落ちつかず出血傾向のある者の＝［黄連・黄芩］、気痞を散じる＝［大黄・黄連］。

【応用】

　高血圧症、動脈硬化症の実証で顔赤くのぼせ易く便秘するもの。

　各種出血で、顔面紅潮、のぼせ、興奮、煩躁等を伴う者。

Ⅲ　少陽病類

　　神経症、精神分裂症などで、幻想妄想等があり、心下つかえ或は便秘等を伴う者。

【コメント】

　　中風で倒れて気を失い、身熱して口が開かなくなり、脈は洪大、或は大いびきをかいたり、ひっきりなしにあくびをする者。発作から醒めて後、半身不随と知覚麻痺があり、黙りこくってしゃべらず、或は口や目が麻痺で曲がり、口き開けばろれつが回らず、よだれを流したり泣き笑いし、或は恍惚として何の反応も示さないででくのぼうになったりする者。これには皆瀉心湯がよろしい。(広義)

　　瀉心湯は二日酔をさます妙薬である。(広義)

　　悪性の腫物の毒が全身に回り、内より熱して胸苦しく、魂のぬけたような人。また発狂して眼が怪しく光り傲然と構えて訳のわからぬことを言って昼も夜も寝ようとしない者など。以上の諸症では、みずおちがつかえ、胸中動悸して苦しむなどの症状を併せもつものだが、瀉心湯を用いればこれらは素早く治ってしまう。(広義)

16. 黄連解毒湯

熱極、心下煩悶、狂言鬼ヲ見、煩呕眠ルヲ得ザルヲ治ス。　　　（肘後方）

大熱盛ンニ、煩呕、呻吟、錯誤、眠ルヲ得ザルヲ療スルニ皆佳シ。
　　　　　　　　　　　　　　　　　　　　　　　　　（外台秘要方）

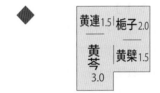

［黄連・黄芩］── 心胸中の血気を下降し胃熱をさまし、心下痞を治す。
［梔子・黄檗］── 心胸中の熱を瀉去し下焦の湿熱を清し、消炎、利尿する。

心下のわだかまりを除き══［黄連・黄芩］、ふるびた熱を清解し══
［梔子・黄檗］、三焦の実熱によって起こる炎症と充血を治す。

傷寒、大熱止マズ、煩躁、乾呕、口渇、喘満シ、陽厥極メテ深ク、蓄熱内ニ甚ダシク、及ビ汗吐下ノ後、寒凉ノ諸薬、其ノ熱ヲ退ク能ワザル者ヲ治ス。

Ⅲ　少陽病類

三焦ノ実火、内外皆熱シ、煩渇シ、小便赤ク、口ニ瘡ヲ生ズルヲ治ス。

（万病回春）

上記黄連解毒湯方に連翹 2.0、芍薬 2.0、柴胡 3.0 を加う。

【応用】

瀉心湯より作用がやや穏やかで、薬効が下焦（痔出血、膀胱炎、帯下、陰部腫瘍など）にまで及ぶ。

【コメント】

本方はいわゆる後世方であるが、応用範囲の広い薬方で「類聚方広義」でも兼用としてしばしば用いられている。丸剤として予製しておくと便利である。また一般には肘後方、外台秘要方が用いられているが、柴胡を含む万病回春方もなかなかに味がある。（田畑）

17. 白頭翁湯

熱利（熱便を下す）、**下重**（後重）**スル者**。　　　　　　　（傷 / 厥陰病篇 382）

下利シ、水ヲ飲マント欲スル者ハ、有熱ルヲ以テノ故也（裏に熱有る）。

（傷 / 厥陰病篇 384）

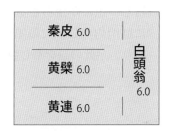

［**白頭翁・秦皮**］—— 血を行らし下焦を固くし血分の熱を清し、熱便、渇を治す。

［**白頭翁・黄檗**］—— 血を行らし下焦を固くし、湿熱を清する。

　熱便を下すこと頻繁で＝［白頭翁・秦皮］、裏急後重、口渇、出血に苦しむ者＝［白頭翁・黄檗］、を治す。

Ⅲ　少陽病類

【応用】
赤痢、大腸炎、直腸出血。
痔出血。

【コメント】
熱利下重、渇して水を飲まんと欲し、心悸腹痛する者は、本方の主治なり。（広義）

岑少翁先生曰く、嘗て甲斐に在るの時、痢疾流行し、患にかからざる者無し。その症大便する毎に肛門灼熱して火の如し。此の方を用いて多く効有り。余此の説を奉じ数効を得たりと。

18. 半夏瀉心湯

心下満チテ痛マザル者ハ、此レ痞ト為ス。　　　（傷 / 太陽病下篇 156）

呕シテ腸(はら)鳴リ、心下痞スル者。　　　（金 / 呕吐噦下利病篇）

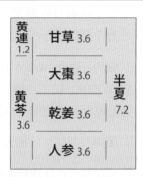

[**黄連・黄芩**] ── 心胸中の血気を下降し胃熱をさまし、瀉心の源方となし、心下痞、痞鞕を解し、呕、下痢を治す。
[**乾姜・半夏**] ── 胃部を温めて痰飲（水毒）を和し、呕、呕吐、欬を治す。
[**人参・乾姜**] ── 下痢、腹痛を治す。
[**半夏・大棗**] ── 腹中雷鳴を治す。

　心下部に気が痞えて熱邪を生じ水飲を挟み══[黄連・黄芩]、それが上に動いて呕吐、噯気══[乾姜・半夏]、となり、下に動いて腹鳴、下痢する＝[半夏・大棗] [人参・乾姜]、する者を治す。

Ⅲ　少陽病類

【応用】

急性・慢性胃腸炎。

胃酸過多症、下痢性疾患、口中びらん、口内炎。

【コメント】

痢疾、腹痛にて、呕して心下痞鞕し、或は便膿血の者、及び飲食湯薬腹に下る毎に、直ちに漉漉として声有り転泄する者には半夏、甘草、生姜の三方を撰び用うべし。（広義）

疝瘕（腹中にある水毒の固まり）、積聚（腹中の腫物、硬結の総称）にて、痛み心胸に浸して、心下痞鞕し、悪心呕吐して腸鳴り或は下利する者を治す。（広義）

頑固な便秘には加大黄。（田畑）

加茯苓 3.0 は痰飲を除くに効多し。（田畑）

19. 生姜瀉心湯

　傷寒、汗出デテ解スルノ後、胃中和セズ（消化機能衰え）、**心下痞鞕シ、食臭ヲ乾噫シ、脇下ニ水気有リ、腹中雷鳴シ、下利スル者**。

（傷／太陽病下篇 164）

　半夏瀉心湯方中の乾姜を 1.2g に減じ、生姜 4.8ｇを加う。

薬方機能図は半夏瀉心湯を参照。

[**生姜・半夏**] ── 水の動揺を治め、停痰宿水を和し、呕、嘔吐を治す主薬となし、呕、嘔吐、喘欬、噫、噦を治す。

消化機能衰えて飲食物停滞し ＝ [生姜・大棗]、**心下痞鞕し** ＝ [黄連・黄芩]、**停滞せる食物の臭気を噫出し** ＝ [生姜・人参]、**胃中に水気有り** ＝ [生姜・半夏（半夏・伏苓）]、**腹中雷鳴し、下痢する者を治す**。

【応用】
　　慢性胃炎、胃酸過多症、胃潰瘍など。
　　慢性下痢で、胃部がつかえ胸やけするものなど。

【コメント】
　　臭いげっぷやからえずきがしたり、胸やけや酸

Ⅲ　少陽病類

水が上がってきたり、食事するたびにみずおちが張って気持ち悪くなったりし、脇下部に水飲の升降する者は、その人多くは心下痞鞕し、或は臍上に凝塊あり。長く此の方を服するとともに、五椎から十一椎に至り章門に灸すること日に数百壮、自然に効あり。（広義）

　三瀉心湯中胃部振水音最も多し、故に加茯苓。（田畑）

　論に解スルノ後、とある。発熱の勢無しを知る。三瀉心湯には発熱の症無し。（田畑）

20. 甘草瀉心湯

　医反ッテ之ヲ下シ、其ノ人下利、日ニ数十行、穀化セズ、腹中雷鳴シ、心下痞鞕シテ満チ、乾呕シテ、心煩シテ、安キコトヲ得ズ。

(傷 / 太陽病下篇 165)

　黙黙トシテ眠ラント欲シ、目閉ズルコトヲ得ズ、臥起安カラズ食臭ヲ聞クヲ悪ミ、声喝（嘶声）ス。

(金 / 百合狐惑陰陽毒病篇)

　半夏瀉心湯中の甘草 3.6g を 1.2g 増量して 4.8g とする。

　俄かに胃の働きを損傷し、外邪が内に陥り、不消化便を頻頻と下し、腹中雷鳴して、心下固く痞えて張り＝増量した甘草は、［黄連・黄芩］［乾姜・半夏］［人参・乾姜］［半夏・大棗］の薬能を強化し、胸中もだえて落ち着かざる者＝［甘草・乾姜］、を治す。

【応用】
　腸炎、消化不良。腹痛、裏急後重は少ない。
　神経性下痢。
　瀉下剤を用いて下痢止まざる者。
　神経衰弱、ノイローゼなどで不眠、幻覚。

Ⅲ　少陽病類

【コメント】

　此の方、半夏瀉心湯方内に於て、更に甘草一両を加う。而して主治する所大いに同じからず、曰く下利日に数十行、穀化せずと。曰く乾嘔、心煩して安きを得ずと。曰く黙黙として眠らんと欲して、目閉ずるを得ず、臥起安からざる者と。此れ皆急迫する所ありて然る者、甘草君薬たる所以なり。（広義）

　慢驚風（小児のひきつけ。慢性を慢驚風、急性を急驚風という）に宜しき者あり。（広義）

21. 旋覆代赭石湯

傷寒、解シテ後、心下痞鞕シ、噫気除カザル者。　　（傷/太陽病下篇168）

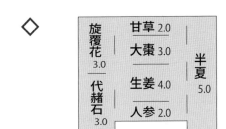

［旋覆花・代赭石］——堅きを軟らげ気を下し血熱を除き、心下痞鞕を治す。
［生姜・人参］———脾胃の虚弱を治す。
［生姜・代赭石］——噫気を治す。
［生姜・半夏］———呃、噫を治す主薬。

　生姜瀉心湯で虚状加わり＝［生姜・人参］、下痢はせず、心下痞鞕し＝＝［旋覆花・代赭石］、噫気殊に甚しい者＝［生姜・代赭石］［生姜・半夏］、を治す。

　本方は薬気するどく瞑眩を起こすので、必ず再煎のこと。

Ⅲ　少陽病類

【応用】

胃酸過多、胃潰瘍、胃癌。

【コメント】

呑酸嘈囃し、心下痞鞕する者も亦良し。（広義）

22. 黄連湯

傷寒、胸中ニ熱有リ、胃中ニ邪気有リ、腹中痛ミ、嘔吐セント欲スル者。

(傷/太陽病下篇 180)

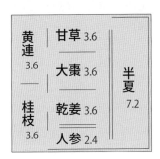

［黄連・乾姜］—— 胸中の血鬱を下降し陽気を助け、胃痛、嘔吐を治す。
［人参・乾姜］—— 胃部の痞鞕を解し胃痛を治す。
［桂枝・甘草］—— 気逆上衝を治す。

　胃部が痞えて痛み、また押えて痛み＝［黄連・乾姜］、むかつき＝［乾姜・半夏］、神経質で上衝傾向のある者＝［桂枝・甘草］、を治す。

【応用】
　胃炎。

III　少陽病類

　　　ノイローゼ。

【コメント】
　霍乱病で、腹中の硬結のために胸が突き上げられたり腹が痛んだり、発熱してのぼせ動悸して嘔きそうになるもの。また生理痛に伴い、腹中不快で嘔き気し、発熱して頭痛するものなどを治す。（広義）

23. 麦門冬湯

大逆上気シ、咽喉不利シ、逆ヲ止メ気ヲ下ス。（金/肺痿肺癰欬嗽上気病篇）

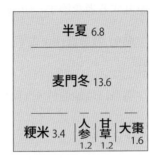

［麦門冬・半夏］━━ 肺を潤し咽喉を利し気を下し欬逆上気を治す。
［麦門冬・人参］━━ 津液を滋潤する。
［麦門冬・粳米］━━ 滋潤して虚労を補う。

津液に滋潤なく══［麦門冬・人参］、のどの奥が乾いている感じで══
［麦門冬・粳米］、こみあげてくるような強い咳══［麦門冬・半夏］、を治す。

【応用】
　咽喉炎、肺炎などで連続的に出る乾咳。
　妊娠咳。

Ⅲ　少陽病類

【コメント】

　消渇、身熱喘して咽喉利せざる者を治す。天瓜粉を加う。大便燥結し、腹微満する者は調胃承気湯兼用。（広義）

　久咳労嗽、喘満短気し、咽喉不利し、時に悪心嘔吐する者を治す。（広義）

　肺痿、咳唾涎沫止まず、咽燥して渇するを治す。（広義）

　喀血には加地黄 4.5 阿膠 1.5 黄連 1.0 （浅田宗伯）

24. 竹葉石膏湯

傷寒、解シテ後、虛羸、少気シ、気逆シテ吐セント欲スル者。

（傷/差後労復病篇 409）

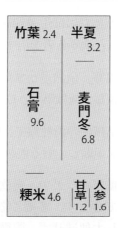

竹葉 2.4　半夏 3.2
石膏 9.6　麦門冬 6.8
粳米 4.6　甘草 1.2　人参 1.6

［竹葉・石膏］── 心胸を涼しくして上焦の内熱をさまし、微弱性の浅表呼吸困難を治す。
［麦門冬・人参］── 津液を滋潤する
［半夏・石膏］── 上逆する気を鎮静する。

　疲労困憊し、やせて微弱性の浅表呼吸困難あり＝［竹葉・石膏］
［麦門冬・人参］、内の虚熱上逆して渇して、煩悶し吐せんと欲する者＝
［半夏・石膏］、を治す。

Ⅲ　少陽病類

【応用】
　肺炎、気管支炎。
　糖尿病。

【コメント】
　呼吸困難の者には加杏仁 3.0（矢数道明）

　千金方には生姜四両を用う。この方気逆して吐せんと欲する者を治す。（広義）

　傷寒、余熱退かず煩悶咳してのどが渇き、心下痞鞕し、或は呕し、或は噦する者を治す。（広義）

　結核性の消耗熱で、咳して上気し、衂血、唾血、燥渇煩悶し、眠る能わざる者を治す。（広義）

　糖尿病などで、貪飲止まず、口舌乾燥し、身熱して食せず、多夢、盗汗、身体枯稿の者を治す。若し大便通ぜず、腹微満し、舌上黒苔の者は調胃承気湯を兼用す。（広義）

25. 半夏厚朴湯

婦人、咽中ニ炙臠（しゃれん。炙りた小肉片の意）有ルガ如キ。

（金／婦人雑病篇）

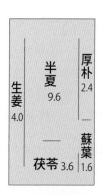

［半夏・厚朴］——— 痰飲を下し気を下し満を散じ、胸腹満を治す。
［厚朴・蘇葉］——— 気を下し、満を散じ気をめぐらせて、筋肉の痙攣を緩解して、気の塞がりを解す。
［半夏・茯苓］——— 痰飲を和し水の逆行を和し、器官の内面のむくみをとる。

　気分が塞がり、咽中に異物感を意識し＝［半夏・厚朴］［厚朴・蘇葉］、心下痞えて不安感にさいなまれ＝［半夏・茯苓］、或はめまい、心悸亢進、取り越し苦労などのある者。

Ⅲ　少陽病類

　胸満シテ心下堅ク、咽中帖帖トシテ、炙肉有ルガ如ク、之ヲ吐ケドモ出
デズ、之ヲ呑メドモ下ラズ。　　　　　　　　　　（金 / 婦人雑病篇 ― 千金方）

【応用】

　　気管支炎、気管支喘息。（柴胡剤を合方して柴朴湯）
　　神経質、ノイローゼ。

【コメント】

　　此の症、後世謂う所の梅核気なり。桔梗を加え
て尤も佳なり。又妊娠悪阻を解すること極めて妙
なり。大便不通の者は黄鐘丸（大黄、黄連、黄芩）を
兼用す。且つ蘇子を用う。その効蘇葉に勝る。（広義）

　気鬱からの月経不順に加川芎 3.0（和田東郭）

26. 厚朴生姜半夏甘草人参湯

発汗ノ後、腹脹満スル者。　　　　　　　　　（傷 / 太陽病中篇 66）

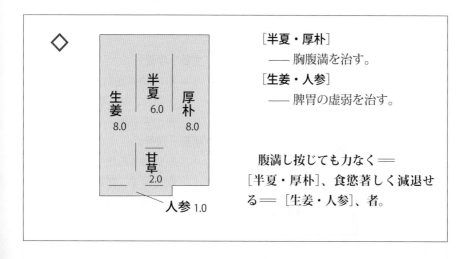

【応用】

　腹虚満。厚朴三物湯は実満。桂枝加芍薬湯の腹満は自覚的でときに腹痛を伴う。（田畑）

　霍乱病で吐き下した後に、なお腹満して痛み、呕き気のある者にこの方が効く。ただしここで云う腹満は厚朴三物、厚朴七物などにある実満ではない。（小倉重成）

Ⅲ　少陽病類

27. 小半夏加茯苓湯

卒カニ嘔吐シ、心下痞シ、膈間ニ水有リ、眩悸スル者。

（金 / 痰飲欬嗽病篇）

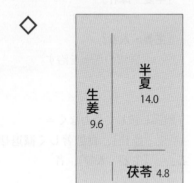

[生姜・半夏]
―― 水の動揺逆行を和し痰飲を除き、呕、嘔吐、噫、噦を治す主薬。

[半夏・茯苓]
―― みずおちあたりに滞る水飲を除き、器官の内面のむくみをとる。

みずおちが痞えて ══ [半夏・茯苓]、ちょびちょびと吐き ══ [生姜・半夏]、めまいや動悸する者。

【応用】
　　諸種の嘔吐。黄土 6.0 を加えると更によい。

28. 五苓散

脈浮ニ、小便利セズ、微熱シ、消渇スル者。　　　（傷 / 太陽病中篇 71）

中風、発熱シ、解セズシテ煩シ、表裏ノ証アリ、水逆ヲ発スル者。

（傷 / 太陽病中篇 74）

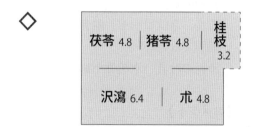

別々に粉末となし合わせて 1 回 4g を重湯で服用。
料はこの比で煎じる。

[猪苓・茯苓] —— 上より水を推降し逆行する水を下降し、渇して小便不利を治す。
[茯苓・朮] —— 水気を順通する最も速やかな剤。
[桂枝・猪苓] —— 肌表の邪を発散し水気を下降し、水気の偏在を調える。

表症を解し══[桂枝・猪苓]、水気下焦に停滞してめぐらず、小便不利し、煩悶する者══[猪苓・茯苓][茯苓・朮]、を治す。また水逆を治す。

Ⅲ　少陽病類

肉上粟起ス。　　　　　　　　　　　　　　　（傷／太陽病下篇148）

霍乱、頭痛、発熱シ、身疼痛シ、熱多クシテ水ヲ飲マント欲スル者。

（傷／霍乱病篇398）

【応用】
　　熱中症、脱水症。
　　めまい、頭痛、偏頭痛。
　　水逆の病。
　　腎炎、ネフローゼ、陰嚢水腫。
　　結膜炎など。
　　小児の吐乳、水瀉性下痢。

【コメント】
　　霍乱、吐下の後、厥冷、煩躁、渇飲止まず、而して水薬ともに吐する者は、厳に湯水薬物を禁じ、水を欲する毎に五苓散を与う。但し一帖を二三次に服するを佳と為す。三帖を過ぎずして嘔吐煩渇必ず止まん。（広義）

　　此の方の眼患を治する、苓桂朮甘湯とほぼ似たり。而して彼は心下悸、心下逆満、胸脇支満、上衝等の症を以て目的と為す。此れは発熱、目に泌涙多く、小便不利と似て目的と為す。二方倶に小便利するを以て、その効と為すなり。応鐘散、紫

28. 五苓散

円等を兼用す。（広義）

　小児の陰頭水腫、及び陰囊赤腫して、小便短渋
する者を治す。奇効あり。（広義）

Ⅲ　少陽病類

29. 茵蔯五苓散

黄疸病。　　　　　　　　　　　　　　　　　　　　　（金 / 黄疸病篇）

　　茵蔯蒿末 4.0g、五苓散 2.0g を混和。1 回に 2 〜 4 g を服用。
　　料は五苓散料に茵蔯蒿 24g を加える。

　内に水分と邪熱の鬱積があり、口渇はかなり強く、尿利は極めて少なく＝五苓散、眼結膜や皮膚に黄色を呈する＝茵蔯蒿、者。

【応用】
　黄疸。
　腹水に平穏であたりさわりのない薬。

【コメント】
　妊娠、七八月以後、外陰部が炎症を起こして焼けるように熱し床から起きることができず、小便が淋瀝するときは、三稜針で軽く腫れた部分を刺し、瘀水を外に出してから猪苓湯を用いると腫れと痛みは即座に消失し、小便は心地よく出る。若し一身悉く腫れ、前症を発する者は、越婢加朮湯に宜し。（広義）

30. 猪苓湯

脈浮ニ、発熱シ、渇シテ水ヲ飲マント欲シ、小便不利ノ者。
（傷 / 陽明病篇 232　金 / 消渇小便利淋病篇）

少陰病、下利スルコト六七日、欬シテ嘔シ、心煩シ眠ルヲ得ザル者。
（傷 / 少陰病篇 329）

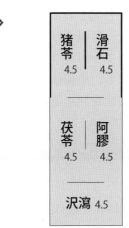

［猪苓・滑石］
—— 渇を止め、小便を利し炎症を去る。

［滑石・阿膠］
—— 湿熱をはらい除き血液を滋潤し、血と水を和合せしめて尿不利、血尿等を治す。

［猪苓・茯苓］
—— 上より水を推降して逆行する水を下降し、渇して小便不利を治す。

裏水下焦に停滞し＝［猪苓・茯苓］、之に血熱を帯びて＝［猪苓・滑石］、汗無く、発熱、口渇、尿利渋滞、血尿があり＝［滑石・阿膠］、ときに鬱熱のための下痢、不眠等のある者。

Ⅲ　少陽病類

【応用】

腎結石、膀胱炎、膀胱結石、尿道炎。

下痢。

不眠。

【コメント】

小便淋瀝する病で、陰頭が腫れて痛み、下腹部が膨張して痛む者を治す。（広義）

妊娠、七八月以後、外陰部が炎症を起こして焼けるように熱し床から起きることができず、小便が淋瀝するときは、三稜鍼で軽く腫れた部分を刺し、淤水を外に出してから猪苓湯を用いると腫れと痛みは即座に消失し、小便は心地よく出る。若し一身悉く腫れ、前症を発する者は、越婢加朮湯に宜し。（広義）

血尿劇しき者には証により木通、車前子各 1.2g を加う。（奥田謙蔵）

尿閉には証により甘草 3.0g 又は大黄を加う。（奥田謙蔵）

104

31. 苓桂朮甘湯

心下逆満シ、気胸ニ上衝シ、起テバ則チ頭眩ス。　　（傷 / 太陽病中篇 67）

心下ニ痰飲有リ、胸脇支満シ、目眩スル。　　（金 / 痰飲欬嗽病篇）

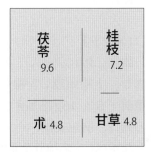

[茯苓・朮] ── 逆行する水気を下降し水道を利し、水気を順通する最も速やかな剤で、眩暈、小便不利、胃内停水等を治す。
[桂枝・甘草] ── 気逆上衝を治す主薬。
[桂枝・茯苓] ── 裏気の衝逆を和す。

胃部に振水音を認め══[茯苓・朮]、その水気動揺し、気上衝し══[桂枝・甘草]、動悸や眩暈を現し、尿利減少する══[茯苓・朮]、者。

Ⅲ　少陽病類

短気シ、微飲有ルハ、当ニ小便ヨリ之ヲ去ルベシ。腎気丸亦之ヲ主ル。

（金／痰飲欬嗽病篇）

【応用】
　心疾患。
　仮性近視、結膜炎。
　メニエール症候群。
　神経症。

【コメント】
　飲家（水毒のある人）、眼目に雲翳を生じ、昏暗疼痛し、上衝頭眩し、瞼腫れて泝涙多き者を治す。車前子5〜15gを加えて尤も奇効あり。当に心胸の動悸、胸脇支満、心下逆満等の症を以て、目的となすべし。応鐘散を兼用。雀目症に亦効あり。（広義）

　苓桂朮甘湯証は小児期から青年期に多く、40代になると八味丸証に変る。水飲の存在も加齢とともに動くので本条に二薬方を載せたのであろう。（藤平健）

32. 苓桂甘棗湯

発汗ノ後、其ノ人臍下悸スル者ハ、奔豚ト作ラント欲ス。

(傷 / 太陽病中篇 65　金 / 奔豚気病篇)

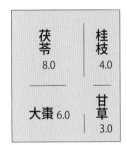

[桂枝・茯苓]　——　上逆する気と水を下降し、悸動を鎮静する。
[甘草・大棗]　——　切迫症状を緩和し血気を下降し、血の動迫を下降する。

　心下部に停滞した水気が動揺し＝[桂枝・茯苓]、血もまた動迫して上衝し＝[甘草・大棗]、臍下の動悸が発作性につきあげる奔豚を治し、腹痛、神経性心悸亢進症等を治す。

【応用】

神経性心悸亢進症。
胃炎、腸痙攣等による疼痛と嘔吐。

107

Ⅲ　少陽病類

【コメント】

奔豚は、悸して衝逆の甚しきを謂う。説は桂枝加桂湯に見ゆ。

此の症まま、瀉心湯を兼用すべき者あり。（広義）

胆石症等に用いる良枳湯は本方に半夏 5.0、枳実 1.5、良姜 0.7 を加う。

33. 茯苓甘草湯

傷寒、汗出デテ渇スル者ハ五苓散之ヲ主ル。渇セザル者ハ、茯苓甘草湯之ヲ主ル。　　　　　　　　　　　　　　　　（傷 / 太陽病中篇 73）

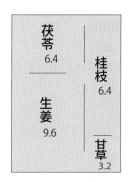

茯苓 6.4　桂枝 6.4　生姜 9.6　甘草 3.2

[茯苓・生姜] ── 水気の逆行を下降し水の動揺を鎮め、心下悸を治す。
[茯苓・甘草] ── 心悸亢進、呼吸短促、煩を治す。
[桂枝・生姜] ── 汗を調える。

　水気動揺して咽喉、心胸に逆迫し、心悸亢進し（水気胃中に与らず、故に渇なし）══[茯苓・生姜][茯苓・甘草]、脱汗し══[桂枝・生姜]、尿不利し、或は厥する者。

109

Ⅲ　少陽病類

　傷寒、厥シテ心下悸スル者ハ、宜シク先ヅ水ヲ治スベシ。当ニ茯苓甘草
湯ヲ服スベシ。卻ッテ其ノ厥ヲ治ス。爾ラズンバ、水漬シテ胃ニ入リ、必
ズ利トナル也。

（傷／厥陰病篇 366）

　厥すと雖も、心下に動揺する水気を治し、後厥（四逆散か）を治す。これ
先急後緩の治法である。

【応用】
　脱汗。
　神経性心悸亢進症。

34. 茯苓杏仁甘草湯

　胸痺（胸間に閉塞、疼痛感ある症。循環器障害）、**胸中気塞ガリ、短気**（呼吸短促、呼吸器疾患）**スルハ。橘枳姜湯亦之ヲ主ル。**　　　（金／胸痺心痛短気病篇）

　茯苓杏仁甘草湯は心下にかなりの痞鞕があり動悸、息切れが主で心疾患に応用され、橘枳姜湯は上胸部の痞えと喘鳴が主で呼吸器疾患に応用される。

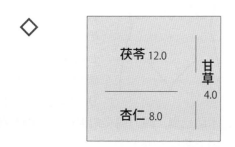

［茯苓・杏仁］── 水の逆行を下降し上焦の部位に迫る裏水も下降し、胸中に湛えて溢れる水を除いて胸間の閉塞感、疼痛を治す。
［茯苓・甘草］── 呼吸短促、心悸亢進、煩、浮腫等を治す。

　胸隔内に循環障害＝［茯苓・杏仁］、と呼吸障害＝［茯苓・甘草］、が起って胸の中がふさがったように感じ、呼吸困難を訴える者。

Ⅲ　少陽病類

【応用】
　軽症狭心症、心臓弁膜症。
　肺気腫、気管支喘息。

【コメント】
　嬰児、喘欬し、乳食を吐し、心尖部跳動し、小便不利、腹に它異なき者、此方に半夏を加えて効あり。（広義）

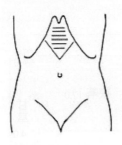

　本方は木防已湯と虚実の関係にある。腹候は上は胸骨剣状突起から、下は中脘またはその下まで、左右の両腹直筋と肋骨弓の交点に及ぶ菱形の部分に強い抵抗と圧痛があり、腹力充実し口渇があれば木防已湯、腹力弱く口渇のないのが茯苓杏仁甘草湯である。（藤平健）

　治喘一方。本方加桂枝 3.0、厚朴 3.0、蘇子 2.0
　胸中の痞塞感と呼吸困難を目標として、気管支喘息、肺気腫、気管支拡張症に用いる。（和田東郭）

35. 桂枝茯苓丸

　婦人宿癥病（腹中に血塊や腫物などの塊ができる病気で固着性のもの）**有リ、経断チテ未ダ三月ニ及バズシテ、漏下**（不正出血）**ヲ得テ止マズ。癥痼**（腹中の慢性癒着性の硬結）**妊娠ヲ害ス。**　　　　　　　　　　　（金／婦人雑病篇）

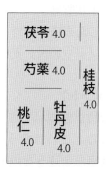

等量にて蜜丸

- ［**茯苓・牡丹皮**］——　畜血を破り血滞をちらし伏熱を瀉して血を和し瘀血を破る。
- ［**牡丹皮・芍薬**］——　腹中の凝血を緩める。
- ［**桂枝・牡丹皮**］——　血行を促進する。
- ［**桂枝・茯苓**］———　裏気の衝逆を和し水気の逆行を下降し、腹部の動悸を鎮める。

　腹力充実し、臍傍に按圧に対する抵抗と圧痛を覚え══［**桃仁・牡丹皮**］、月経異常や出血があり══［**牡丹皮・芍薬**］［**桂枝・牡丹皮**］、頭痛や臍上悸のある者。

Ⅲ　少陽病類

【応用】
瘀血症状のある次の諸症
- 不妊症。子宮及びその附属器の炎症。逆経。子宮出血。妊娠時の出血。産後の諸症状。乳腺炎。
- 痔核。
- のぼせ、頭痛、頭眩などの上衝症状。
- 甲状腺腫。
- じんま疹。湿疹。
- ブドウ膜炎。麦粒腫等。

【コメント】
産後、悪露尽きざれば、則ち諸患錯出し、その窮まるところは救うべからざるに至る。故にその治は瘀血を逐うを以て至要と為す。この方に宜し。また妊娠分娩に用うれば尤も効あり。（広義）

この方は、経水調わず、時時頭痛し、腹中拘攣し、或は手足麻痺する者を治す。

また、経期に至る毎に頭重眩暈し、腹中腰脚疼痛する者。

産後已に数十日を過ぎ、他に異症無く、但だ時時臍をめぐりて刺痛し、或は痛み腰腿にひく者。

経閉上衝頭痛し眼中白濁を生じ白目に血管が縦横に走り、疼痛羞明し、腹中拘攣する者。

35. 桂枝茯苓丸

　また、妊婦がつまづいて倒れ、胎児が死んで下血止まず、少腹攣痛する者は、之を用うれば胎即ち下る。

　また血尿や血便、子宮や痔の出血に証によって用いればどれにもよく効く。

　以上の症状には丸薬でなく大黄を加えて煎薬として用いるのがよい。（広義）

　此の方に大黄を倍加し、散と為し、兼用方と為す。或は単用と為せば、その効丸より勝る。（広義）

Ⅲ 少陽病類

36. 葛根黄連黄芩湯

　太陽病、桂枝ノ証、医反ッテ之ヲ下シ、利遂ニ止マズ、脈促ナル者ハ、表未ダ解セザル也。喘シテ汗出ヅル者。　　　　　　（傷／太陽病中篇34）

 　葛根 8.0、甘草 3.2、黄芩 4.8、黄連 4.8

　項背部の凝固、拘攣＝［葛根・甘草］、と心下部満悶＝［黄連・黄芩］、を双解し、下痢し、汗出で呼吸困難する者を治す。

【応用】
　熱性症状盛んな下痢。（桂枝人参湯とは陰陽を分かつ）
　食中毒による胃腸疾患。

【コメント】
　項背強急し、胸がふさがり憂うつでなんとなく心がのびやかでない者を治す。便秘あれば加大黄。（広義）

　葛根黄連黄芩加大黄湯には三黄瀉心湯の方意あり、陽実証の高血圧症に用いてよいことあり。（田畑）

　項背強急し、みずおちがつかえて胸中がむらむ

36. 葛根黄連黄芩湯

らして熱っぽく、目や歯の辺りが痛み、あるいは
口中や舌が腫れて口内炎などができる場合には大
黄を加えて用いた方が速やかに効く。（広義）

Ⅲ　少陽病類

37. 当帰四逆湯　当帰四逆加呉茱萸生姜湯

手足厥寒シ、脈細ニシテ絶セント欲スル者。　　　　　（傷/厥陰病篇 361）

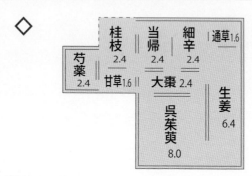

水、清酒等分にて煎

［当帰・大棗］── 表寒を温散する。
［当帰・細辛］── 厥寒を温める。
［通草・細辛］── 水気を流通させて長びいた寒を除く。
［呉茱萸・生姜］── 冷えて胸満し、嘔吐する者を治す。

　頻りに手足を冷たがり＝［当帰・大棗］、脈候は細で疲れ易く気分すぐれない＝［当帰・細辛］、者。また久しきに亘る寒飲が動揺し胸満、嘔吐する＝［呉茱萸・生姜］、者。

37. 当帰四逆湯　当帰四逆加呉茱萸生姜湯

若シ其人、内二久寒有ル者ハ、当帰四逆加呉茱萸生姜湯。

（傷／厥陰病篇 362）

【応用】

凍傷、脱疽、皮膚炎などで脈細にして冷え、患部が鬱血またはチアノーゼを呈するもの。

頭痛、易疲労、腰脚攣痛、婦人科疾患の術後の腹痛、子宮脱など。

【コメント】

疝家（腹痛を主とする症候群）にて、発熱、悪寒し、胸腹攣痛し、腰脚拘急し、手足寒え、小便不利する者。（広義）

生理痛で、下腹と腰がひきつって痙攣する者。（広義）

鼠径部を按じて痛み、また夫婦生活で痛みを覚え不快な者。（田畑）

Ⅲ 少陽病類

38. 黄耆桂枝五物湯

血痺、陰陽俱ニ微（脈候は軽按、重按ともに微）、**外証ハ身体不仁シ、風痺ノ状ノ如シ。**
（金／血痺虚労病篇）

　黄耆 4.5、芍薬 4.5、桂枝 4.5、大棗 4.5、生姜 9.0　分 3

汗多く＝［桂枝・生姜］、麻痺してしびれ、痛みを覚える＝［桂枝・黄耆］、者。

【応用】
　身体麻痺してしびれのある諸症。

【コメント】
　身体が麻痺して、皮膚にかゆみのような感覚を覚えるものを血痺という。身体が麻痺して痛痒を覚えないものを風痺という。（広義）

　本方は黄耆建中湯と大同小異で、虚労に用いる所と血痺にかかる証の違いである。（宇津木昆台）

39. 沢瀉湯

心下ニ支飲有リテ、其ノ人冒眩ニ苦シム。　　　（金／痰飲欬嗽病篇）

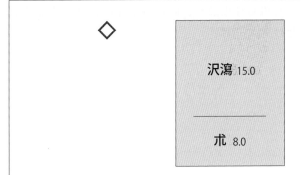

［沢瀉・朮］——内より水を集めて乾燥を滋潤し、内外の水道を通利して心下の支飲を解し、冒眩を治す。

胃内停水または抵抗感のある心下の停水が上って頭脳を刺戟して鬱冒し、激しい持続性の回転性めまいとなり、小便快利せざる者＝＝［沢瀉・朮］、を治す。

【応用】
　めまい。
　メニエール病。

Ⅲ　少陽病類

【コメント】

　支飲冒眩の症、其の劇しき者は、昏昏揺揺、暗室に居るが如く、船中に坐するが如く、霧裏を歩むが如く、空中に昇るが如く、居屋牀蓐廻転して走るが如く眩目斂神（れんしん。精神を集中する）すると雖も亦復然り、此の方に非ざれば治すること能わず。（広義）

40. 茯苓沢瀉湯

胃反（いほん。食入りて後吐する症。）、吐シテ渇シ、水ヲ飲マント欲スル者。
(金／呕吐噦下利病篇)

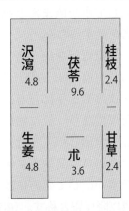

[茯苓・沢瀉] ── 水気の逆行を下降し内より水を集めて乾燥を滋潤し、吐して渇するを治す。
[茯苓・朮] ── 水気を速やかに順通する。
[朮・生姜] ── 消化機能の衰えを補う。
[桂枝・甘草] ── 気逆上衝を治す。

胃内停水があり＝[茯苓・朮]、胃痛・噯気＝[朮・生姜]、心下の悸、頭痛などがあり＝[桂枝・甘草]、吐して渇し、小便不利など症状が多岐に亘る者を治す。

Ⅲ　少陽病類

【応用】

　胃アトニー、胃下垂。種々の訴え。

【コメント】

　胃反は、固より難治の症にして、此の方にて能
く治する所に非ざるなり。斯の方は特り其の吐後
渇して水を飲まんと欲し、心下悸、小便不利する
者を治するのみ。

　大抵胃反を患う者、其の人心下或は臍上に癥結
あり胃府（胃、胃袋）を圧迫し、或は大筋（腹直筋）
を挟みて上下に亘り、胃府の消化の機を防礙する
を以てなり。故に癥結を削平するに非ざれば、決
して全治し得ざるなり。間癥結潜伏し、診し得難
き者あり。又蚘害に因る者あり。宜しく其の腹状
を審かにして処方に誤り無からしむべし。胃反は
唐以降反胃と称す。(広義)

124

41. 苓桂味甘湯

多唾口燥シ、手足厥逆シ、気胸咽ヲ衝キ、其ノ面翕然トシテ酔状ノ如ク、小便難ニ、時ニ冒ス。　　　　　　　　　　　　（金／痰飲欬嗽病篇）

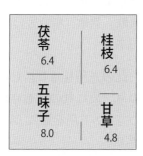

［五味子・桂枝］──　津液を生じて枯燥を潤し、上衝を解し、欬、多唾口燥、
　　　　　　　　　　冒を治す。
［茯苓・甘草］──　心悸亢進を治す。
［桂枝・甘草］──　気逆上衝を治す。

　内に水気の停滞があって手足冷え、心悸亢進し＝［茯苓・甘草］、欬嗽し＝［五味子・桂枝］、沈む夕陽に似た赤い顔色で＝［桂枝・甘草］、尿利困難の者。

Ⅲ　少陽病類

【応用】

顔が赤くなるほどの咳込み。

稀薄な分泌物のある中耳炎。

【コメント】

本方、苓甘五味姜辛湯、苓甘姜味辛夏湯、苓甘姜味辛夏仁湯、苓甘姜味辛夏仁黄湯は、其の症を論じ薬を用うるに、其の言純粋ならず。然れども痰飲、欬嗽、喘急等の症に運用すれば、皆効あり。

（広義）

此の方苓桂朮甘湯とは、僅かに一味を易（こと）にするのみ。故に其の症も亦略相似たり。学者宜しくその方意、方用を意会（理解）して以て之を施すべし。

（広義）

42. 苓甘姜味辛夏仁湯

水去リ嘔止ミ、其ノ人形腫ルル者。　　　　　　　（金 / 痰飲欬嗽病篇）

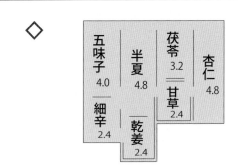

[細辛・五味子] ── 陳寒を温め津液を生じて枯燥を潤し欬を治す。
[茯苓・杏仁] ── 呼吸困難、浮腫を治す。
[茯苓・半夏] ── 利水してぬかるみを乾かす。

　薄い喀痰を多く出し欬し＝［細辛・五味子］［茯苓・半夏］、欬、呼吸困難、むくみあり＝［茯苓・杏仁］、冷えて陽気なき者＝［甘草・乾姜］。

【応用】
　慢性の咳、気管支炎、気管支拡張症などで体力

Ⅲ　少陽病類

の弱った者。
　陰性の慢性腎炎でむくみがあり、咳の出る者。

【コメント】
　小青竜湯で発表できないそのウラの方。(小倉重成)

43. 甘草麻黄湯

裏水（皮水）ハ、一身面目洪腫シ、其脈沈、小便利セズ、故ニ水ヲ病マシム。

（金/水気病篇）

　甘草2～4、麻黄4～8

［**甘草・麻黄**］——— 急迫症状を緩和し上部・表位の水気を和し、表位に上攻外迫する裏水を除き、悪風、喘、腫、疼痛を治す。

【応用】
　本方は江戸時代には浮腫に用いられることの方が多かったようであるが、今は喘息の発作止めとしてしばしば用いられる。また連用して根治することもある。（藤平健）

Ⅲ　少陽病類

44. 麻杏甘石湯

汗出デテ喘シ、大熱無シ者。　　　　　　　　　（傷／太陽病中篇63）

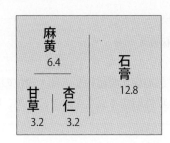

［麻黄・石膏］── 上部・表位に滞る水気を和し裏熱をさまし、上迫する
　　　　　　　　水気を小便に通じ、欬、熱感、口渇等を治す。
［甘草・麻黄］── 上部・表部の水邪を除く。
［麻黄・杏仁］── 湿をさばき喘欬を治す。

　余熱内に迫って鬱積し＝［麻黄・石膏］、内の水気と相激して＝
［甘草・麻黄］、汗出て喘を発し伏熱ある者＝［麻黄・杏仁］、を治す。

【応用】
　気管支炎喘息、気管支炎。
　痔核の痛み。

44. 麻杏甘石湯

【コメント】

喘欬止まず、面目浮腫、咽乾口渇、或は胸痛する者を治す。（広義）

哮喘、胸中火の如く、気逆涎潮し、大息呻吟し、声は鋸を曳くが如く、鼻は清涕を流し、心下塞靮（ほうそく。高く張って塞がり）し、心尖搏動の奔馬の如き者は此の方に宜し。（広義）

肺癰、発熱喘欬、脈浮数に、臭痰膿血し、渇して水を飲まんと欲する者は、宜しく桔梗を加うべし。（広義）

Ⅲ　少陽病類

45. 越婢湯

風水（発熱、水邪）、悪風シ、一身悉ク腫レ、脈浮ニ、渇セズ（？　渇か）、続イテ自汗出デ大熱（裏熱があって表熱のないこと）無シ。　　　（金／水気病篇）

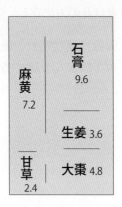

麻黄 7.2
石膏 9.6
生姜 3.6
甘草 2.4
大棗 4.8

［**麻黄・石膏**］──── 上部・表位の水気を和し裏熱をさまし、上迫する水気を小便に通じ、喘欬、浮腫、疼痛を緩解する。
［**甘草・麻黄**］──── 喘、腫、疼痛を治す。

　肌肉の伏熱を通過発越させて、渇して汗出で小便不利を解し══
［麻黄・石膏］、浮腫し或は喘する者══［甘草・麻黄］、を治す。

45. 越婢湯

【応用】

越婢加朮（附）湯として用いられることが多い。

【コメント】

これを越婢湯と云うは、脾気を発越して、津液を通行するものなり（体の中に停滞している水毒）。（成無己）

外台秘要に一名を越脾湯とするは、すなわちこの義なり。（註解傷寒論）

Ⅲ　少陽病類

46. 越婢加朮湯

裏水ハ、一身面目黄腫シ、其ノ脈沈、小便利セズシテ渇ス。（金/水気病篇）

「千金方」越婢加朮湯ハ、**肉極**（肉が疲れて渋脱し、贅肉が盛りあがるもの）ニテ、**熱スレバ則チ身体ノ津脱シ、腠理開キ汗大イニ泄シ、厲風気**（起居動作し難き者）**、下焦脚弱ヲ治ス。** （金/中風歴節病篇）

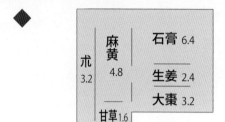

[麻黄・石膏] ── 上部・表位の水気を和し裏熱をさまし、上迫する水気を小便に通じ、喘欬、浮腫、疼痛を治す。
[麻黄・朮] ── 尿利を促して腫、疼痛を治す。

　肌肉の伏熱を通過発越させて渇して汗出で小便不利を解し＝
[麻黄・石膏]、浮腫、身疼痛、肉極、下焦脚弱、どす黒く分泌物の多い皮膚病＝[麻黄・朮]、を治す。

46. 越婢加朮湯

【応用】

脚弱、変形性膝関節症、関節リウマチ。

腎炎、ネフローゼ。

湿疹、翼状片。

【コメント】

越婢加朮湯は、眼球が腫れ、熱をもって痛み、まぶたがむくんだり、また眼瞼炎でかゆく痛みまぶしく、涙の多く出るときによい。応鐘散兼用。(広義)

此の方に附子を加え、越婢加朮附湯と名づく。水腫、身熱、悪寒、骨節疼重、或はしびれて渇して小便不利する者を治す。大便通ぜざる者は大承気湯兼用。(広義)

諸瘍久しきを経て、ろう管状と為る者、及び破傷風と称する者を治す。(広義)

疥癬内攻し、一身洪腫し、短気喘鳴し、咽乾口渇し、二便通ぜず巨里の動怒濤の者を治す。反鼻を加うれば効尤も勝る。(広義)

風湿、痛風、身熱悪寒し、走注腫起し、小便不利して渇する者を治す。(広義)

足なえ病で、脚腰がしびれ、水腫があって熱痛したり冷痛したりする者を治す。(広義)

Ⅲ　少陽病類

47. 越婢加半夏湯

欬シテ上気シ、喘シ、目脱スル状ノ如ク、脈浮大ナル者。

（金/肺痿肺癰欬嗽上気病篇）

 越婢加朮湯方中の朮を去り半夏 4.8g を加う。

［麻黄・石膏］──上迫する水気を小便に通じ、喘欬、浮腫、疼痛を治す。
［石膏・半夏］──上逆を鎮静する。
［生姜・半夏］──嘔、嘔吐を治す主薬。

　水気が肺に滞って欬喘し、上逆し＝［石膏・半夏］、激しい欬のために目がとび出すように見えたり或は吐く者＝［生姜・半夏］。

【応用】
　気管支喘息。

【コメント】
　肺脹、此の方を用う。初め服し温覆し、汗を取り、一過すれば佳と為す。（広義）

　本方証は、咳込みはじめると顔面が真っ赤になり、眼球がとび出しそうな状態を呈して苦しがり、最後にゲーッといって、胃の内容や喀痰を吐出するタイプのものによい。（藤平健）

48. 甘草湯

少陰病、二三日、咽痛スル者。　　　　　　（傷 / 少陰病篇 321）

　24.0g

咽や痔などに用いるときは炙らない。

最近の甘草は浮腫や低カリウム血症を起こし易いので、2.5g / 日に抑えて用いた方が安全である。外用はこの限りではない。

【応用】
　咽痛。この咽痛は気逆に因って咽喉にのみ急迫する症で軽易の症である。

【コメント】
　甘草湯、桔梗湯には発熱はあっても表証はない。
（小倉重成）

Ⅲ 少陽病類

49. 桔梗湯

甘草湯ヲ与エ、差エザル者。　　　　　　　　　　（傷/少陰病篇 321）

欬シテ胸満シ、振寒シテ脈数、咽乾シテ渇セズ、時ニ濁唾ノ腥臭ナルヲ出シ、久久ニシテ膿ノ米粥ノ如キヲ吐スル者ハ肺癰ト為ス。

（金/肺痿肺癰欬嗽上気病篇）

 　桔梗 4.0　甘草 8.0g

上焦の肺熱を瀉し切迫症状を緩和し、腫脹を清し、膿を排して痛を治す。

【応用】
扁桃炎。咽頭炎。
肺壊疽、腐敗性気管支炎。

【コメント】
扁桃腺が腫れて痛み、のどちんこがのどを塞ぎ、真っ赤になっている者は、三稜鍼などで瀉血するのが最も手っ取り早い治療法である。そのあと桔梗湯合半夏散を用いれば、速やかに効果が現れる。時に大黄を加える場合もある。（広義）

49. 桔梗湯

　肺癰は、固より難治に属す。而してその暴発する者は、稍治し易しと為す。漸成の者は尤も治し難しと為す。当に須らくその初起、精気未だ脱せざるにおよんで、力を極めて之を攻め、以てその勢を挫くべし。若し猶予して決せず、漫然として治を施し何日も長引かせるようなことになれば、病毒は全身を犯し、制すべからざるに至る。死せずして何ぞや。治を措くの際、心を用いざるべからざるなり。（広義）

Ⅲ 少陽病類

50. 排膿湯

諸瘍膿血アリ、或ハ粘痰ヲ吐シテ急迫スル者ヲ治ス。　　　　　（方極）

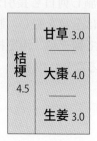

［桔梗・甘草］—— 咽痛、諸瘍膿血を治す。
［生姜・大棗］—— 脾胃の機能を強化する。

　局所化膿症のごく初期で＝＝［桔梗・甘草］、少し熱をもって赤くなっている程度のものを治す。

【応用】
　フルンケル、カルブンケル。

51. 排膿散

瘡家、胸腹拘満シ、或ハ粘痰ヲ吐シ、或ハ便膿血ノ者ヲ治ス。　　（方極）

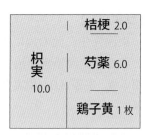

［枳実・桔梗］――― 気を破り水をめぐらし上焦の肺熱を瀉し、化膿性の炎症を治す。
［枳実・芍薬］――― 凝結した水血を破り血流をよくする。
［芍薬・鶏子黄］――― 膿を排す。

　上記を散となし、1回 2.0g を卵黄に混和して服用。
　料は枳実 3.0、芍薬 3.0、桔梗 1.5 を卵黄にて。

　硬くなった患部を破り ＝＝ ［枳実・芍薬］、化膿性の炎症を ＝＝
［枳実・桔梗］、排膿して ＝＝ ［芍薬・鶏子黄］、治す。

Ⅲ　少陽病類

【応用】

諸種の炎症腫脹及び膿潰。

扁桃膿瘍、蓄膿症、外耳道炎。

麦粒腫。

歯槽膿漏。

【コメント】

東洞先生、此の湯に排膿湯を合し、排膿散及湯と名づけ、諸瘡癰を治す。桔梗 4.5、甘草 3.0、大棗 5.0、生姜 3.0、枳実 3.0、芍薬 3.0、鶏子黄。(広義)

歯齦骨膜炎などで、排膿後に傷が塞がらないで長引く場合には、歯根深くに化膿病巣があるからで、その歯を抜かなければ決して全治することはない。だからその歯をまず抜いてから、この方を与えるべきである。必ず効あり。伯州散兼用。(広義)

52. 甘草小麦大棗湯

　婦人ノ蔵躁（蔵は子宮、ヒステリー）、喜（しばしば）悲傷（ひどく悲しみ）シテ哭（こく。泣きわめくこと）セント欲シ、象（かたち、形、しぐさ）神霊ノ作ス所ノ如ク（神がかりで、あやつられるごときしぐさをすること）、喜欠伸（あくび）ス。

（金／婦人雑病篇）

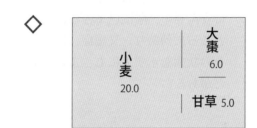

［小麦・大棗］ ── 胃を養い煩熱を除き、気持ちを大きく開かせる。
［甘草・大棗］ ── 切迫症状を緩和して胃を滋潤して血のめぐりをのびやかにして、血のの動迫を下降する。

　神経が異常に興奮し ══［小麦・大棗］、些細なことに涕泣し、あくびを頻発し ══［甘草・大棗］、つきものがあるが如き者の心を開く。

Ⅲ 少陽病類

【応用】

ヒステリー、神経性疾患、チック症。
胃アトニーで疲れ易くあくびの出るもの。

【コメント】

此の方の蔵躁を治すはよく急迫を緩むるを以て
なり。やもめやおぼこ娘など平素憂鬱無聊にして、
夜夜不眠の人に、多く此の症を発す。発すれば即
ち悪寒発熱し、戦慄錯誤し、心神恍惚、つねに席
に安んぜず、酸泣已まざるは、此の方を服し立ち
どころに効あり。又癇症、狂症にて前症にそっく
りの状態を示す人にも、また劇的な効果を現すこ
とがある。

53. 炙甘草湯

脈結代シ（結滞。脈の搏動が中止して更にまた来り、搏数均一ならず）**心動悸スルハ。**
（金／婦人雑病篇）

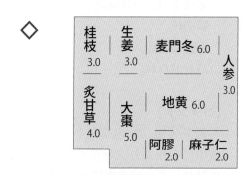

[麦門冬・人参]――― 肺を潤し脾胃の血脈をかよわせ津液を生じて血の鬱滞を清解滋潤する。
[地黄・阿膠]――― 血熱を瀉し血分を滋潤して血の循環をよくし、脈結代、脱血、下血の要薬となる。
[地黄・人参]――― 血分を潤し、心動悸を治す。
[大棗・甘草]――― 血の動迫を下降する。

　気血結ぼれて滞り循行せず＝［麦門冬・人参］、脈は結代し＝［地黄・阿膠］、また逆動急迫して＝［大棗・甘草］、心動悸する者＝［地黄・人参］、を治す。

Ⅲ　少陽病類

虚労不足、汗出デテ悶エ、脈結シ、悸シ、行動常ノ如シ。

（金 / 血痹虚労病篇附方）

肺痿涎唾多ク、心中温温液液 (むかむか)。　（金 / 肺痿肺癰欬嗽上気病篇附方）

【応用】

　気管支炎、急性肺炎。
　肺結核。
　心臓弁膜症。
　バセドウ病。

【コメント】

　骨蒸労嗽、抬肩喘急し、多夢不寝、自汗盗汗、痰中に血糸あり、寒熱交も発し、両頬紅赤、巨里の動甚しく、悪心慣慣として吐せんと欲する者は、此の方に宜し。若し下利する者は、麻子仁を去り、乾姜を加え水煮するを佳と為す。(広義)

　汗多き者は加茯苓 6.0 (茯苓甘草湯)。(田畑)

54. 栝呂薤白白酒湯

　　胸庫ノ病（胸がつまったように痛み、心胸部に異常感覚のある者）、**喘息、欬唾シ、胸背痛ミ、短気ス。**　　　　　　　　　　　　（金／胸痺心痛短気病篇）

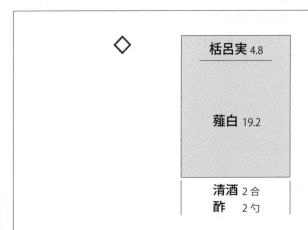

　［栝呂実・薤白］——— 水飲の凝結を軟らげ心胸胃中の陽気の鬱滞を和通し、
　　　　　　　　　　　胸痛、喘を治す。
　［清酒］——————— 血行を促し薬効を助長する。

　胸がつまったように痛み短気息迫する者＝［栝呂実・薤白］、を治す。

147

Ⅲ　少陽病類

【応用】

狭心症およびその類症。

心臓性喘息およびその類症。

【コメント】

胸庫、心胸痛背に徹する者は栝呂薤白白酒、栝呂薤白半夏の二方に非ざれば、治する能わず、而して半夏湯を勝れりと為す。真心痛（狭心症など）にて息するを得ざる者は、この二方を選用すべし。（広義）

55. 栝呂薤白半夏湯

胸痺、臥スルヲ得ズ、心痛背ニ徹スル者。　　　（金／胸痺心痛短気病篇）

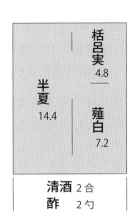

[栝呂実・薤白] ── 心胸の痛み、喘息、欬唾を治す。
[栝呂実・半夏] ── 水飲の堅結を軟らげ水気を逐ひ、凝結した痰飲をとかして心痛を治す。

剣状突起の辺りから背につきぬけて痛み、臥することもできず胸内苦悶し、短気し、或は呕する者══［栝呂実・薤白］［栝呂実・半夏］、を治す。

Ⅲ　少陽病類

【応用】

　栝呂薤白白酒湯よりも胸中痛がより激しく、特に逆気が甚だしく、嘔吐し、伏臥しがたいなど病状が重いもの。(藤平健)

【コメント】

　千金の栝呂丸は本方に枳実 2.0g、生姜 4.0g を加え、主療は同じではあるが、栝呂薤白半夏湯症にして、心胸痞満する者に試みるに、甚だ良し。(広義)

　栝呂薤白半夏丸は煎じるに不便で、またひどくのみにくい。そこで便法として清酒、濁酒、米酢の中に半夏、栝呂実を加えて煎つめ、五月に採り暴乾して貯蓄した薤白を加えて丸剤とすると、服み易く、効果もまた良いようである。(田畑)

150

56. 枳実薤白桂枝湯

胸痺、心中痞シ、留気結ボレテ胸ニ在リ、胸満シ、脇下ヨリ心ニ逆搶ス。
（金/胸痺心痛短気病篇）

桂枝 1.4	栝呂実 2.8
枳実 5.6	薤白 11.2
厚朴 5.6	

［栝呂実・薤白］——— 胸痺を治す主薬。
［枳実・厚朴］——— 胸腹満を治す。
［枳実・桂枝］——— つきあげる胸痛を治す。

　胸がつまったように痛み＝＝［栝呂実・薤白］、胸がつまって一杯になり＝＝［枳実・厚朴］、脇下から心にきあげられて苦しむ者＝＝［枳実・桂枝］、を治す。

Ⅲ　少陽病類

【応用】

心臓神経症。

胃痙攣など。

狭心症およびその類症。

【コメント】

世に謂う痰労（粘痰を吐出する疾患）は、咳嗽し胸満して痛み、或は脇肋肩背攣痛し、粘痰或は唾血する者は、此の方に宜し。当に胸満、脇背攣痛を以て目的と為すべし。

57. 小陷胸湯

小結胸ハ、病正ニ心下ニ在リ、之ヲ按ズレバ即チ痛ミ、脈浮滑ナル者。

(傷 / 太陽病下篇 145)

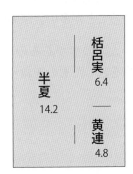

[栝呂実・半夏] ── 水飲の堅結を軟らげ水気を逐ひ、凝結した痰飲をとかして心痛を治す。

[栝呂実・黄連] ── 水飲の堅結を軟らげ胸中の血鬱を下降し、瘀熱の結聚を除く。

　　鳩尾を按圧して過敏痛のある者の＝［栝呂実・半夏］［栝呂実・黄連］、胸痛、喘欬を治す。

Ⅲ　少陽病類

【応用】

胸膜炎、肺炎、膿胸。

胃痛。

肋間神経痛。

【コメント】

小柴胡湯、大柴胡湯などの柴胡剤と合方して用いることが多い。柴陥湯。（藤平健）

太陽の症があるのに下剤を与えて「下之早」の症を起したものを救う方。（傷 / 太陽病下篇 137）

58. 木防已湯

　隔間ノ支飲ニシテ、喘満シ、心下痞堅シ、面色黧黒（りこく。面部黄黒にして浮垢あり、色沢無きを謂う）、**其ノ脈沈緊。** 　　　　　　（金／痰飲欬嗽病篇）

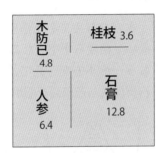

［防已・人参］── 表位の水気を瀉し血分をかよわせて心下の痞堅をくだき軟らぐ。
［防已・石膏］── 清熱利水作用。
［桂枝・石膏］── 表裏の気の迫りを解す。

　顔面蒼黒く心下部痞えてひどく堅く＝［防已・人参］、心痛、呼吸促迫し＝［桂枝・石膏］、渇して尿利渋滞し浮腫する者＝［防已・石膏］、を治す。

Ⅲ　少陽病類

【応用】
　心臓弁膜症。
　心臓性喘息。

【コメント】
　水病、喘満し、心下痞堅、上気して渇する者を治す。（広義）

　本方を与えて心下痞堅が虚軟となった者は即ち愈ゆ。相変らず堅実なる者は三日たつとまた発す。もう一度本方を与えて治癒しないものは木防已去石膏加茯苓芒硝湯を服用させるとよい。（広義）

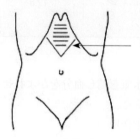

腹力があって心下部だけが菱形にカチカチにこる。時にその下まで及ぶことがある。腹力がなければ茯苓杏仁甘草湯の証。（藤平健）

　面目洪腫、小便不利、喘欬する者は加茯苓 4.0。（先人の治験）

59. 梔子豉湯

59. 梔子豉湯

　虚煩（虚寒に非ず実煩にして心下軟）**シテ眠ルコトヲ得ズ、若シ劇シキ者ハ、必ズ反覆顛倒シ**（眠ルヲ得ズの劇しい者）、**心中懊憹ス**（苦悶甚だしきさま）。

（傷／太陽病中篇 78）

　発汗シ、若シクハ之ヲ下シテ、煩熱シ、胸中窒ガル（虚煩の変）**者。**

（傷／太陽病中篇 80）

　大イニ下シテ後、身熱去ラズ（少陽の外熱尚ほ残り）、**心中結痛スル者**（前章の窒がるより一層甚だし）。

（傷／太陽病中篇 81）

　若シ之ヲ下セバ、胃中空虚ニ、客気膈ニ動キ、心中懊憹ス。舌上胎アル者（余邪逆して胸中に鬱する）。

（傷／陽明病篇 230）

　心中懊憹シ、饑エテ食スル事能ワズ、但ダ頭ノミ汗出ヅル者。

（傷／陽明病篇 237）

　下利ノ後、更ニ煩シ、之ヲ按ジテ心下濡ナル者ハ虚煩ト為ス也。

（傷／厥陰病篇 386　金／嘔吐噦下利病篇）

157

III　少陽病類

梔子 6.4
香豉 16.0

［梔子］── 胸中の気をすかし鬱する気をさばく。
［香豉］── 胃気を鎮めて潤ほす。

　心中もやもやとして苦しみ、心下は按じて濡（軟）で身熱があり、不眠、精神不安、欬、出血などある者══［梔子・香豉］、を治す。

　梔子甘草豉湯。梔子豉湯証で浅表性の呼吸困難のある者。甘草 3.0g を加える。

　梔子生姜豉湯。梔子豉湯証で悪心或は呕する者。生姜 12.0g を加う。

【応用】
　　神経症、不眠症、血の道症。
　　胃痛、心痛。
　　諸出血。

59. 梔子豉湯

【コメント】
　此の方、梔子、香豉の二味のみ。然るに之をその症に施せば、その効響くが如し。親しく之を病者に試みるに非ざれば、いずくんぞ能くその効を知らんや。（広義）

Ⅲ　少陽病類

60. 橘皮枳実生姜湯

　胸痺、胸中ノ気塞ガリ、短気スルハ茯苓杏仁甘草湯之ヲ主ル。橘枳姜湯モ亦之ヲ主ル。
　　　　　　　　　　　　　　　　　　　　　（金／胸痺心痛短気病篇）

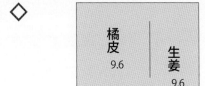

　［橘皮・枳実］──気をめぐらし気鬱を通じ、水飲の凝結を破る。
　［橘皮・生姜］──心胸の気分を通じ逆気を下し水の動揺逆行を和し、宿水、乾呕、噦を治す。

　胸の奥がつかえているようで苦しく、押えられているようでせつなく＝
［橘皮・枳実］［橘皮・生姜］、呼吸促迫し、或は欬する者を治す。

【応用】
　気管支喘息。

咽喉異常感。

【コメント】

　千金には、胸痹、胸中愊愊（ひょくひょく。結ぼれる様）として満するが如く、噎塞（いっそく。塞がる感じがしてむせぶこと）すること習習（盛んな様）として痒きが如く、喉中渋燥唾沫するを治す、に作る。(広義)

　半夏厚朴湯は何かがのどにつまっているようで不快な感じ。本方はのどよりもっとさがって胸の奥につまった感じ。
　本方合柴胡剤は気管支喘息に用いて効を得ることがある。(藤平健)

Ⅲ 少陽病類

61. 橘皮竹筎湯

噦逆ノ者。　　　　　　　　　　　　　　（金 / 呕吐噦下利病篇）

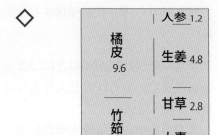

[橘皮・竹筎] —— 気をめぐらし胃の熱を除き噦逆を治す。
[橘皮・生姜] —— 心胸の気分を通じ逆気を降し水の動揺逆行を和し、宿水、乾呕、噦を治す。
[生姜・人参] —— 脾胃の虚弱を補う。

　逆気を降し ══ [橘皮・竹筎] [橘皮・生姜]、脾胃の虚弱を補い ══ [生姜・人参]、頑固な噦逆を治す。

61. 橘皮竹筎湯

【応用】

漸く疲労衰弱の加わった吃逆。ときに加半夏6.0。
激しい乾性欬嗽。

【コメント】

小児の吐乳、及び百日咳には此の方に半夏を加
えて極めて効有り。（広義）

三因方に曰く、咳逆、呕噦し、胃中虚冷し、一
噦毎に八九声相連ぬるに至り、気絶しそうになり、
人を驚かすに至るを治すと。（広義）

疲労衰弱加われる者には、証に由り粳米3.4、麦
門冬10.0を加う。（広義）

III 少陽病類

62. 茯苓飲

　心胸間ニ停痰、宿水有リ、自ラ水ヲ吐出シ、後、心胸間ニ虚気満チ、食スル能ワズ。　　　　　　　　　　　　　　　　（金 / 痰飲欬嗽病篇附方）

橘皮 4.0	生姜 6.4	茯苓 4.8
枳実 3.2	人参 4.8	朮 4.8

［**茯苓・朮**］ ── 水気を速やかに順通し、胃内停水を除く。
［**橘皮・生姜**］ ── 心胸の気分を通じ逆気を降し水の動揺逆行を和し、宿水、乾呕、噦を治す。

　胃腸虚弱で胃部にガスや水が充満して ══ ［橘皮・生姜］［茯苓・朮］、食進まない ══ ［人参・生姜］、者。（食後に胃の不快を訴える本方証の者多し。）

【応用】

胃下垂、胃アトニー。

62. 茯苓飲

神経性胃炎。

【コメント】

胃反（吐く病。胃拡張その他）、呑酸嘈囃（胸やけして酸水の上がる者）等、心下痞鞕し、小便不利し、或は心胸痛む者を治す。又毎朝悪心し、苦酸水、或は痰沫を吐すを治す。（広義）

老人、常に痰飲に苦しみ、心下痞満し、飲食欲せず、下痢し易き者を治す。又小児乳食化せず、吐下止まず並びに百日咳、心下痞満し、咳逆甚だしきを治す。倶に半夏を加えて殊効あり。若し脇腹に硬結あり、或は大便難き者は紫円を兼用す。（広義）

神経質の者には合半夏厚朴湯。（和田東郭）

加半夏 7.0g は胃内停水を除くに大いに効あり。（田畑）

IV

陽明病類

Ⅳ　陽明病類

1. 陽明ノ病タル胃家実也。

(傷 / 陽明病篇 187)

　　陽明病の提綱。陽証の極、其の位は腹裏。

　　胃とは腹裏を言う。胃家実とは、病、裏の位に在りて、食物、水分、病勢の為に乾燥して腹内に結実するを謂ひ、生理的に胃の機能が強盛の意味ではない。

　　腹内の病情を外から見ることができないので、之を察するには、飲食の多少、飢飽、大小便の秘、溏、利、不利等を以てせねばならない。依って本篇では腹満、饑えて食すること能はず、大便せず、難、鞕、小便の不利、自利、讝語、潮熱、悪熱、蒸蒸発熱、手足濈然として汗出ず等の症を挙げている。これ胃家実の候である。之を以て胃家実の候と為すときは、攻下を以て其の療法の法則となす。

168

2. 白虎湯

傷寒、脈浮滑。（浮脈は病勢発揚の候、滑は熱邪が裏に結ぼれて動くこと旺盛なる候。）　　　　　　　　　　　　　　　　　　　　（傷 / 太陽病下篇 183）

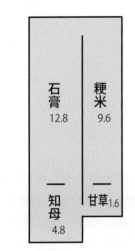

［石膏・知母］
―― 熱を清し燥を潤し裏熱をさまし大煩渇を治す主薬となす。

［石膏・粳米］
―― 内熱をさまし津液を生じ、煩渇をとめる。

肌肉の間にある旺盛な熱を清し══［石膏・知母］、津液を生じ煩渇し══［石膏・粳米］、汗出て小便は快利し、脈候は浮滑或は洪大の者を治す。

Ⅳ　陽明病類

　三陽ノ合病（陽明を本位とし、その勢を同時に少陽及び太陽に現はす。これ陽明病の一変証にして胃実には至らず。この合病は難しい）**腹満シ、身重ク、以テ転側シ難ク**（太陽位の極地）**、口不仁シテ面ニ垢ツキ**（少陽位）**、讝語シ遺尿ス**（陽明位）。**自汗出ヅル者**（伏熱の燻蒸）。　　　　　　　　　　（傷／陽明病篇 228）

　傷寒、脈滑ニシテ厥スル者（熱厥の劇症。冷水を欲し、呼気火の如く、小便赤渋）**、裏ニ熱有ル也。**　　　　　　　　　　　　　　　　　　　（傷／厥陰病篇 361）

【応用】

熱中症。

肺炎。

糖尿病

【コメント】

　傷寒、脈滑にして厥する者、及び熱が伏して体表になく、口燥渇し、心煩し、背微悪寒等の症、世医多くは白虎を用い得ず、遂に病者をして不起に至らしむ。何と嘆かわしいことであるか。仲景が、くり返し天寿を全うさせる法を説いているのに、後世の人はよく理解せず、かえって自己流の方剤を捏造したりして、その弊害は今日まで続いている。誠に嘆かわしいことである。荘子が「道術将に天下の為に裂かれんとす」と世相を憤っているが、そのとおりだと思う。(広義)

170

2. 白虎湯

歯牙疼痛し、口中乾きて渇する者を治す。(広義)

眼目熱痛灼くが如く、白目が真っ赤になり、或は目の上の骨が痛み、煩渇する者を治す。倶に黄連を加えてよし。(広義)

このような状態は、緑内障の大発作や淋菌性の結膜炎、ブドウ膜炎などに際してしばしば現れ、本方でよく効を奏することがある。(藤平健)

狂症眼中火の如く、大声妄語し、放歌高笑し、屋に登り垣を越え、狂走して已まず、大渇引飲し、昼夜眠らざるを治す。亦黄連を加え、紫円を用い峻瀉数行を取る。又日に灌水法を用い、必らず効有り。又下薬を用い難き者は唯灌水法(水をかぶせる治療法。興奮を去る)を用うべし。

石膏($MgSO_4 \cdot 2H_2O$)は糖分のある所ではよく溶ける。方中の甘草は留意して用いるべきである。(田畑)

白虎湯の四大証は、大熱、大汗、大渇、脈洪大。(田畑)

白虎湯類の渇は 2ℓ 以上 / 日。(小倉重成)

Ⅳ　陽明病類

3. 白虎加人参湯

大汗出デテ後、大煩渇シテ解セズ、脈洪大ナル者。　　（傷／太陽病上篇26）

熱結ボレテ裏（陽明）**ニ在リ、表裏倶ニ熱シ、時時悪風シ**（裏熱燻蒸して汗出でて幽微なる悪風）**、舌上乾燥シテ煩シ、水数升ヲ飲マント欲スル者。**

（傷／太陽病下篇175）

大熱無ク（裏に伏熱有り）**、口燥渇シ、心煩**（津液欠乏の徴）**、背微悪寒**（深き幽微の徴）**スル者。**　　（傷／太陽病下篇176）

渇シテ水ヲ飲マント欲シ、表証無キ者。（白虎湯と加人参湯とは口渇あると、渇飲甚だしきの上の区別。）　　（傷／太陽病下篇177）

■　　白虎湯方内に人参3.0gを加う。

［石膏・人参］── 夥しく体液を失って煩渇する者を治す。
［石膏・知母］── 熱邪甚しく虚労のため口渇する者を治す。

　夥しく体液を失って煩渇し＝＝［石膏・人参］、また虚労のため口渇甚だしき者＝＝［石膏・知母］、を治す。

3. 白虎加人参湯

【コメント】

　霍乱、吐瀉の後、大熱煩躁し、大渇引飲、心下痞鞕し、脈洪大なる者を治す。（広義）

　消渇、脈洪数、昼夜引飲してやまず、心下痞鞕し、夜間肢体煩熱更に甚だしく、肌肉日にやせる者を治す。（広義）

　瘧病（おこり、マラリア）、大熱やくが如く、譫語煩躁し、汗出ずること淋漓、心下痞鞕して渇飲度無き者を治す。（広義）

Ⅳ　陽明病類

4. 白虎加桂枝湯

温瘧（熱ばかりで寒のない瘧）、**身二寒無ク、骨節煩痛シ、時二呕ス。**

（金／瘧病篇）

■　　白虎湯方内に桂枝 3.0g を加う。

［**石膏・知母**］── 熱邪甚だしく口渇する者を治す。
［**石膏・桂枝**］── 気が表裏に迫るを解す。

　熱邪甚だしく口渇し＝［**石膏・知母**］、**気が表裏に迫り**＝
［**石膏・桂枝**］、**熱がり、骨節痛み、また呕する者を治す。**

【応用】
　マラリア。
　リウマチ様疾患。
　慢性頭痛。
　皮膚炎。

【コメント】
　霍乱、吐瀉の後、身体灼熱し、頭疼身痛し、大
渇煩躁、脈洪大の者、此の方に宜し。（広義）

174

5. 小承気湯

腹大満シ不通ノ者ハ、小承気湯ヲ与ヘテ微シク胃気ヲ和ス（消化機能を調和）ベシ。　　　　　　　　　　　　　　　　　　　　　（傷／陽明病篇 216）

其人多汗ナレバ、大便必ズ難シ、難ケレバ則チ譫語ス。（傷／陽明病篇 222）

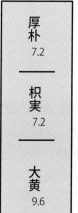

［枳実・厚朴］
—— 気を破り鬱を通じ気を下し満を散じ、腹満、大便難、鞕・不通・燥屎、潮熱、胸満、胸痺を治す。

［枳実・大黄］
—— 気を破り水を行らし二便の閉結を通じ、大便不通、譫語、潮熱、燥屎を治す。

胸腹満を散じ＝［枳実・厚朴］、実満を瀉下し＝［枳実・大黄］、大便不通、譫語、潮熱、燥屎を治す。

Ⅳ　陽明病類

　陽明病、譫語シ、潮熱ヲ発シ、脈滑ニシテ疾ナル者。因ッテ承気湯一升ヲ与ヘ、腹中転矢気者ハ、更ニ一升ヲ服ス。若シ転矢気セザレバ、更ニ之ヲ与フルコト勿レ。

(傷／陽明病篇 223)

　下利シ、譫語シ、燥屎（乾燥せる結糞）有ル者。

(傷／厥陰病篇 385)

　大便通ゼズ、噦シ、数（しばしば）譫語ス。

(金／嘔吐噦下利病篇)

【応用】
　　肺炎。
　　急性大腸カタル。
　　慢性便秘。

【コメント】
　傷寒噦逆の症、熱閉邪実に属する者あり、寒飲精虚に属する者あり、又蚘虫に因る者あり。宜しく弁別して以て方を措くべし。世医皆吃逆をおそる。故に一たび噦症と見れば、則ち以て胃寒虚脱と為し、治噦の剤を用う。粗と謂うべし。王宇泰は瀉心湯、小承気湯、調胃承気湯、桃核承気湯等を用い、龔廷賢は黄連解毒湯、白虎湯を用う。具眼の士と謂うべきなり。(広義)

　小承気湯は陽明正面の証なり。(奥田謙蔵)

　承気湯類はあまり用いないが危急存亡の時に用いる。(藤平健)

6. 厚朴三物湯

痛ンデ閉ザス（お腹が張って痛む、そして便秘）。　　　（金 / 腹満寒疝宿食病篇）

厚朴
11.2

――

枳実
6.6

――

大黄
5.6

［枳実・厚朴］
―― 気を下し満を散じ、腹満、大
　　便難を治す。

［枳実・大黄］
―― 二便の閉結を通じる。

　実証で強い腹満があり＝＝［枳実・厚朴］、軽度の便秘のある者＝＝
［枳実・大黄］、を治す。

【応用】
実証で腹満が強い便秘。

IV 陽明病類

【コメント】

痢疾腹満甚だしくて、裏急後重する者を治す。（広義）

7. 厚朴七物湯

病腹満シ、発熱スルコト十日、脈浮ニシテ数、飲食故ノ如シ〔中焦に障碍がない〕。　　　　　　　　　　　　　　　　　　　（金/腹満寒疝宿食病篇）

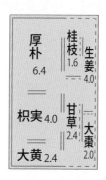

厚朴三物湯 ── 実証腹満。
桂枝去芍薬湯 ── 腹満のアタックを受けた発熱を治す。

　腹満する勢が══［厚朴三物湯］、外迫してその余焔が外攻して発熱し══［桂枝去芍薬湯］、飲食には変化なく、腹満する者を治す。

【応用】
　　結核性腹膜炎など。

IV　陽明病類

　　虫垂炎。

【コメント】

　　傷食吐下の後、胸中爽快ならず。乾呕し、腹満し、或は頭痛し熱有る者を治す。（広義）

　　痢疾、腹満拘急し、発熱腹痛劇しくして呕する者を治す。芍薬或は芒硝を加えて亦良し。（広義）

8. 大承気湯

　陽明病、脈遅、悪寒セズ（熱が上りきって）、**身重ク短気シ**（危篤状態）、**腹満シテ**（石を踏む如く硬い）**喘シ、潮熱有リ、裏ヲ攻ム可キ也。手足濈然トシテ汗出ヅル者。**

（傷 / 陽明病篇 216）

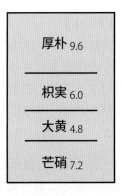

［枳実・厚朴］ ── 腹満、大便難を治す。
［枳実・大黄］ ── 二便の閉結を通じる。
［芒硝・大黄］ ── 燥を潤し堅を軟らげ二便の閉結を通じ、燥屎、潮熱、譫語を治す。

　上下の気を承順し＝＝［枳実・厚朴］、腹中の熱実・燥屎・堅満を下し除き＝＝［枳実・大黄］［芒硝・大黄］、熱状が激烈で諸症状の切迫した状態の者を治す。

Ⅳ　陽明病類

少陰病、口燥キ咽乾ク。

（傷／少陰病篇 330）

【応用】

腸チフス。

流感。

慢性症では本方を持続して用いてよいことがある。

【コメント】

成無己曰く、潮熱は潮水の潮の如く、その来るやその時を失せざるなり。一日一発し、時を指して発する者は、これを潮発と謂う。若し日に三、五発の者は、即ちこれ発熱にして潮発に非ざるなりと。この説是なり。（広義）

平居便秘し、腹満し上逆する者は、或はひどい暑さや寒さにあったり、或は鯨飲過食をなせば、則ち眼目昏暗に赤脈四起し、突然目が見えなくなることがある。急にこの方を与えて之を下すべし。速やかに愈ゆ。（広義）

9. 橘皮大黄朴消湯

（鯰之ヲ食イ）心胸間ニ在リテ化セズ。吐セドモ復ッテ出デザルハ、速ヤ
カニ下シテ之ヲ除ケ。（久シケレバ癥病ヲ成ス。）　　　　（金／禽獣魚虫禁忌篇）

橘皮 4.8　大黄 9.6　朴消 9.6

肉や魚を食べて後、胃部停滞感や嘔き気のある者を排便させて之を治す。

【応用】
　諸種の魚類、肉類の中毒。
　食餌性じんま疹。

【コメント】
　飲食傷、吐下の後、心胸猶お爽快ならず、或は
噯気呑酸する者を治す。又痰飲家、心下或は臍辺
に塊あり、平素飲食する毎に痛みを作し、或は吐
食吐飲、吐酸嘈囃、大便難なる者を治す。桂枝枳
実生姜湯（逆上により心中が痛む症）を合するも、亦
佳なり。（広義）

Ⅳ　陽明病類

10. 麻子仁丸

胃気強ク（食べ物の排泄機能が制約されて）、**小便数、大便則チ堅。**

（金 / 五臓風寒積聚病篇）

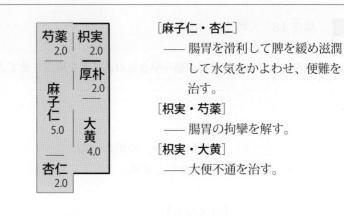

［麻子仁・杏仁］
── 腸胃を滑利して脾を緩め滋潤して水気をかよわせ、便難を治す。

［枳実・芍薬］
── 腸胃の拘攣を解す。

［枳実・大黄］
── 大便不通を治す。

　胃腸に熱があって尿意頻数で＝［枳実・芍薬］、大便乾燥して堅くなったもの＝［麻子仁・杏仁］［枳実・大黄］、を治す。

【応用】
　　常習便秘。

10. 麻子仁丸

【コメント】

謹んで按ずるに、本方章は、仲景氏の辞気に非ず。方意もまた明らかならず。疑うらくは仲景の方に非ざらん。外台秘要は古今録験を引いて傷寒論を引かず。また以て証すべし。然れども虚弱体質の人、慢性の病気でやせ細った人、年寄で血液が枯燥しているような者の便秘には、此の方を以て、緩緩に転泄するも亦佳なり。（広義）

甘草を含まず、老人等に安心して使える。（田畑）

Ⅳ　陽明病類

11. 調胃承気湯

　胃気和セズ（消化機能が調和せず）**讝語スル者**。　　　　（傷 / 太陽病上篇 29）

　悪寒セズ但熱スル者（悪熱）**ハ、実**（邪実）**也**。　　　（傷 / 太陽病上篇 70）

　発汗シテ解セズ、蒸蒸トシテ発熱スル者（太陽の翕翕発熱に対す）**ハ胃ニ属
スル也**（陽明に属する証）。　　　　　　　　　　　　　　（傷 / 陽明病篇 257）

　傷寒、吐シテ後、腹脹満スル者。　　　　　　　　　　（傷 / 陽明病篇 258）

甘草 3.2
—
大黄 6.4
—
芒硝 3.2

［大黄・甘草］
　——　大便の急迫秘閉を和緩し通じ、
　　　　呕吐、便秘、胸満腹痛を治す。
［芒硝・大黄］
　——　燥を潤し堅を軟らげ二便の閉
　　　　結を通じ、燥屎、潮熱、讝
　　　　語を治す。

　便秘して消化機能が調和せず＝［大黄・甘草］、乾燥した食物が腸内に
結ぼれ、熱症状旺盛で気がめぐらずもだえ苦しむ者＝［芒硝・大黄］、を
治す。

11. 調胃承気湯

【応用】
　肺炎。
　赤痢、疫痢。
　自家中毒。

【コメント】
　痘瘡、麻疹、癰疽、疔毒にて、内攻衝心し、大
熱讝語し、煩躁悶乱し、舌上燥烈、大便せず、或
は下利し、或は大便緑色なる者、此の方に宜し。（広
義）

　牙歯疼痛し、歯齦腫痛、虫歯がバラバラ抜けて、
口臭などその人平日大便秘閉して衝逆する者は、
此の方に宜し。（広義）

　胃反、膈噎、胸腹痛み、或は妨満し、腹中に塊
有り、咽喉乾燥、鬱熱便秘する者。消渇し、両手、
両足、胸中が煩熱し、肌がひからびてやせ衰え、
腹中凝結し、二便不利する者、皆此の方に宜し。
或は兼用方と為すも、亦良し。（広義）

　食道がんは、その人少壮より、腹裏に癥結を生じ、
而して年と共に長じ、常に胃府の消化、血液の培
養と循環を妨碍し、積みて老境に至って、斯の症
始めて萌す。蓋し年齢漸く高く、則ち癥結は愈痼す。
血液因って以て涸れ、精神随って衰う。是れ必然

187

Ⅳ　陽明病類

の勢なり。加えて勤労酒色過度を以て而る後斯の症始めて成る。然れども初起能く薬餌に勤め、世紛を謝し、性慾を絶ち、以て治療に就かば、猶お或は一命をとり止め得るかも知れない。若し姑息に治を為し、やり放題のことをしていれば病勢に弾みがつき、精気衰脱し、身体枯槁し、飲食一切咽を下ること難きに至らば、決して救うべからざるなり。（広義）

12. 桃核承気湯

熱膀胱ニ結ボレ、其ノ人狂ノ如シ。……外解シ已ッテ、但ダ少腹急結スル者。　　　　　　　　　　　　　　　　　　　　（傷／太陽病中篇111）

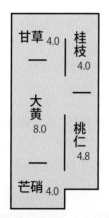

[桃仁・大黄]
── 畜血を破り血滞を泄し二便の閉結を通じて実証瘀血を破る。

[芒硝・大黄]
── 実熱を瀉下する。

[桂枝・甘草]
── 気逆上衝を解し狂状を治す。

　邪熱血分に波及して下焦に結ぼれ血気行らず停滞して瘀となり下腹部攣急凝結する（左臍傍に抵抗と圧痛）を攻下し＝＝［桃仁・大黄］［大黄・芒硝］、また瘀熱上衝して頭脳を刺戟し狂の如くならしむ者＝＝［桂枝・甘草］、を治す。

Ⅳ　陽明病類

【応用】

月経不順、更年期障害、不妊。

急性大腸炎。

打撲症。

ヒステリー、ノイローゼ。

【コメント】

産後、悪露下らず、少腹凝結し、而して上衝急迫し心胸安らかざる者を治す。凡そ産後の諸患、多くは悪露尽きざるの致す所なり。早く此の方を用いるを佳と為す。（広義）

経水調わず、上衝甚だしく、眼中に厚膜を生じ、或は赤脈怒起、まぶたが赤くただれたり，或は齲歯疼痛し、少腹急結する者を治す。又打撲損傷眼を治す。（広義）

経閉し、上逆発狂し、或は吐血衄血、及び赤白帯下、少腹急結し、腰腿攣痛する者を治す。（広義）

痢疾、身熱腹中拘攣し、口乾咽燥し、舌色赤紫に粘血便が出る者を治す。（広義）

血行利せず、上衝心悸し、少腹拘急し、四肢瘴痺（ぐぁんぴ。麻痺）、或は痼冷の者を治す。（広義）

淋家、少腹急結し、痛み腰腿に連なり、茎中疼

12. 桃核承気湯

痛し、小便がしたたるほどにしか出ない者は、利水の剤の能く治する所に非ざるなり。此の方を用うれば則ち二便快利し、苦痛立ちどころに除く。また小便が出にくく、少腹急結して痛む者、打撲疼痛して転側すること能わず、二便出しぶる者も亦良し。（広義）

　会陰打撲は、速やかに瘀滞を駆逐し、血熱を洗滌せざれば、則ち瘀血凝滞し、燉熱腫脹し、必ず小便不通と為るなり。若し尿道が焼けるように痛んで通らず、陰茎腫痛甚しきに至らば、導尿管を用う能わず徒立して其の死を視るのみ。故に若し斯の症に遭わば、二便の利、不利を問わず、早く此の方を用い、以て瘀滞を駆り、熱閉を解すれば、則ち尿閉にならず最良の治療法といえよう。そのうえで三稜針で打撲したところを軽軽に乱刺放血するを佳と為す。（広義）

Ⅳ　陽明病類

13. 大黄牡丹皮湯

　腸癰、小腹腫痞シ、之ヲ按ズレバ即チ痛ミ、淋ノ如ク、小便自ラ調イ、
時時発熱シ、自汗出デ復タ悪寒シ、其ノ脈遅緊ノ者ハ、膿未ダ成ラズ、之

```
               牡丹皮 4.8
      瓜子 6.4    ──────

       ──────    大黄 6.4
      桃仁 4.0    ──────

                        芒硝 7.2
```

［**大黄・牡丹皮**］ ── 腸胃の燥結実熱を蕩滌し血中の伏熱を瀉して血を和
　　　　　　　　　　し、腸癰を治す。
［**桃仁・大黄**］ ─── 畜血を破り血滞を泄し二便の閉結を通じて、実証瘀血
　　　　　　　　　　を破る。
［**牡丹皮・瓜子**］ ── 血中の伏熱を瀉し血を和し排膿を促し、膿癰を治す。

　下腹部が腫れて痛む瘀血循環傷害（回盲部の抵抗と圧痛）を解し＝＝
［**大黄・牡丹皮**］［**牡丹皮・瓜子**］、瀉下して炎症を治す＝＝［**桃仁・大黄**］
［**芒硝・大黄**］。

192

13. 大黄牡丹皮湯

（金／瘡癰腸癰浸淫病篇）

ヲ下スベシ。

【応用】
　腸炎、急・慢性虫垂炎。
　腎結石症、尿道炎、淋疾。
　子宮内膜炎、帯下。
　肛門周囲炎、痔疾。
　皮膚病、疔毒。

【コメント】
　大黄牡丹皮湯は、諸癰疽、面疔、よこね、痔疾、直腸炎、リンパ腺腫、寒性膿瘍、古く慢性化した疔癬、結毒、痔瘻、その他名のつけられない性の悪いおできで、血膿が止まず、腹中がこり固まって閉ざし、或は二便利せざる者を治す。（広義）

　産後悪露下らず、小便不利し、後産に伴う出血が塞がり途絶えて、少腹満痛、通身浮腫し、大便難なる者を治す。又産後悪露尽きず、数日を過ぎて寒熱交も作り、脈数急小、腹或は腰腿痛み劇しき者は、癰を発するの兆なり。能く病の情機を審らかにし、早く此の方を以て之を下すべし。已に膿潰する者も亦此の方に宜し。（広義）

　経水調わず、赤白帯下、赤白痢疾、少腹凝結し、小便赤渋、或は水気ある者を治す。（広義）

IV　陽明病類

14. 抵当湯

　脈微ニシテ沈、狂ヲ発シ（言語錯乱し、或は動静に異常あり）、**少腹鞭満シ、小便自利スル者**（水気に非ずして血証）。　　　　　　（傷／太陽病中篇 131）

桃仁 3.2
―
水蛭 3.2
大黄 9.6
―
虻虫 3.2

［水蛭・虻虫］── 血の凝結、血塊を溶かし畜血を走らせ、陳旧瘀血を駆逐して少腹満、発黄、喜忘等を治す。

［桃仁・大黄］── 畜血を破り血滞を泄し、二便の閉結を通じて、実証瘀血を破る。

　下腹部に固定した静かだが症状は重い陳旧瘀血が上衝し、動静に異常あり、また発黄を兼ねる血証を══［水蛭・虻虫］、下して══［桃仁・大黄］、之を治す。

14. 抵当湯

身黄ニ、脈沈結シ、少腹鞕ク（熱の主として血液に結ぼるる）、小便自利シ、狂ノ如キ者。 （傷 / 太陽病中篇 132）

喜忘（健忘）シ、屎難シト雖モ、大便反ッテ易ク（便中に血液を交ふるを以て）、其ノ色必ズ黒シ。 （傷 / 陽明病篇 245）

婦人、経水利下セズ。マタ男子、膀胱満急シ、瘀血有ル証。 （金 / 婦人雑病篇）

【応用】
　腹膜炎、肝硬変、腹水、黄疸。
　子宮筋腫、生理不順。
　発狂様状態。
　或る種のがん疾患。

【コメント】
　清穀善饑（食べても食べても口が食を欲しがる）は抵当湯症である。

　婦人経水不利の者、棄て置いて治せざれば、後必ず胸腹煩満、或は少腹鞕満、善饑、健忘、悲憂、驚狂等の症を発す。或は半身不随、肺結核、腹膜炎、食道がんなどあらゆる病を醸して、ついに死に至る。早く此の方を用いて血のめぐりをよくして後患を防ぐべきである。（広義）

195

Ⅳ　陽明病類

打撲骨折、瘀血凝滞し、心腹脹満し、二便通ぜ
ざる者。経閉、少腹鞕満し、或は眼目赤腫し、疼
痛し、物を見つめることができない者。経水閉滞し、
腹底に癥あり。腹皮に青筋を見す者、并びに此の
方に宜し。若し煮服すること能わざる者は、丸と
なし、温酒を以て送下するも亦佳し。（広義）

15. 抵当丸

少腹満シ、小便反ッテ利スル者ハ、血有リト為スナリ（熱の血に結ぼるる）。

（傷／太陽病中篇 133）

■　水蛭（熬）160g、虻虫（熬）220g、桃仁 160g、大黄 460g

それぞれ粉末として合わせ、水 900cc、蜜 160cc にて丸となし、1 回に 3.0 〜 4.0 g を温服。

抵当湯より水蛭の量がわずかに少なく、蜜丸でその効果の発現は緩やか。抵当湯と病状はほぼ同じで、それよりも緩症の者に用いられる。

【コメント】

　産後、悪露尽きず、凝結して塊と成り、宿患を為す者あり。平素薬を用い、その功を収め難くば、当に須く再妊分娩の後に、此の方を用うべし。十日を過ぎずして、その塊尽く消す。（広義）

Ⅳ　陽明病類

16. 茵蔯蒿湯

　但ダ頭ノミ汗出デ、身ニ汗無ク剤頸シテ還リ（上部のみ汗有り）、小便不利シ、渇シテ水漿（飲料に供する湯茶）ヲ引ク者ハ、此レ瘀熱裏ニ在リト為ス、身必ズ黄ヲ発ス。
　　　　　　　　　　　　　　　　　　　　　　　（傷/陽明病篇 244）

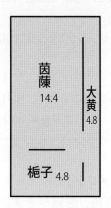

［茵蔯・梔子］──　湿熱による瘀汁を除き鬱滞した胸中の熱を去り、小便を利し、渇を救い、黄疸を治す。
［梔子・大黄］──　胸中の熱を去り二便の閉結を通じて、腸胃の燥結、裏に在る瘀熱を除き、黄疸を治す。

　裏に鬱滞した瘀熱を去り、小便不利、渇を救い══［茵蔯・梔子］、二便を通じて══［梔子・大黄］、黄疸を治す。

16. 茵蔯蒿湯

身黄ニシテ橘子色ノ如ク、小便不利シ、腹微満スル者。（傷寒に於ける発黄。）

（傷 / 陽明病篇 269）

【応用】

肝炎。

腎炎、ネフローゼ。

じんま疹。

血の道症。

【コメント】

按ずるに黄疸の症は、尿色黄色にして粘り気有り、故に皂角汁の如しと曰う。特り色のみを称するに非ず。（広義）

瘀は淤を以て病に従う。淤は淤泥なり。説文に曰く、淤は沈殿したかすが汚い泥状になったものであると。銭黄は、瘀とは物がどろっとよどんで動かぬことだと。

考えてみれば食べ物のおりかすが体内に留滞して巡りを妨げ、熱を発し、さらに邪気と結んで発散せず、体内が熱して口が渇く。そのようなときに、もし汗が出ず、小便が順調でなければ内熱が沸騰して必然的に黄疸を発する。これはあたかも麹を室に入れておけば黄色を発するようなものである。ここでいう渇は瘀熱によるもので、故に水漿を引くと雖も五苓、白虎の専ら冷水を欲する者と、その病情自から同じからず。（広義）

V

太陰病類

V 太陰病類

1. 太陰ノ病タル、腹満 (陽明は実満) **シテ吐シ、食下ラズ** (消化機能衰えて)**、自利益々甚ダシク、時ニ腹自ヅカラ痛ム。若シ之ヲ下セバ胸下結鞕ス。**

(傷 / 太陰病篇 282)

太陰病の提綱。本病は初発の陰証にして、位は裏で種々なる消極性証候を現わすが、精力は未だ甚だしく衰えないので、半ば陽証のような外観を有する。太陰病は陽明証のウラの証と観ることができる。

2. 桂枝加芍薬湯

　本太陰病、医反ッテ之ヲ下シ（誤下し）、因ッテ腹満シ時ニ痛ム者ハ太陰ニ属スル也。

（傷 / 太陰病篇 288）

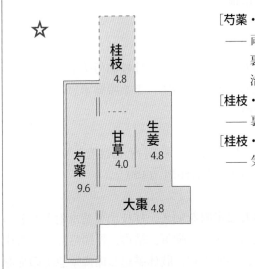

V　太陰病類

【応用】

急・慢性の腸カタル、過敏性腸症候群。

脱肛、痔核、痔瘻など。

後重する者の便秘。

術後の腹満。

神経痛、腰痛など。

慢性虫垂炎。

【コメント】

この方に附子を加えて桂枝加芍薬附子湯と名づけ、悪寒する者を治す。また腰脚攣急し、冷痛する者を治す。（広義）

徒然草に、おぼしき事言わぬは腹ふくるるわざ、とあるのは本方証か?!（田畑）

この方に朮附を加え、桂枝加芍薬朮附湯と名づけ、風湿、痛風、脚気、結毒、骨節疼痛し、腹中拘攣し、小便不利、肢体腫起し痛痺攣急等の症を治す。（広義）

3. 小建中湯

腹中急痛スベキ者ハ先ヅ小建中湯ヲ与フ。差エザル者ハ小柴胡湯。

（傷／太陽病中篇104）

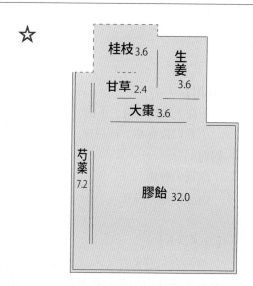

［膠飴・芍薬］──── 胃の働きを健やかにし筋中の血行をよくし、腹裏拘急を治す。
［芍薬・甘草］──── 胃経・腎経の突っ張りをゆるめて正常に機能させる。
［桂枝・芍薬］──── 腹痛を治す。

　元気欠乏し、精力衰憊し、気血渋滞するを補虚し══［膠飴・芍薬］、腹直筋の異常緊張を緩め══［芍薬・甘草］、虚労、腹痛、心中悸等を治す。

Ⅴ　太陰病類

傷寒二三日、心中悸シテ煩スル者。　　　　　　　　　（傷 / 太陽病中篇 107）

虚労、裏急（腹裏拘急）**、悸シ、衂シ、腹中痛ミ、夢二失精シ、四肢痠痛**（痠
は痛、だるく痛む）**シ、咽乾口燥スル者。**　　　　　　（金 / 血痺虚労病篇）

男子黄、小便自利スルハ。　　　　　　　　　　　　　　（金 / 黄疸病篇）

婦人ノ腹中痛ムモノ。　　　　　　　　　　　　　　　（金 / 婦人病篇）

【応用】

　急性・慢性胃炎、下痢、虚労。

　小児の夜啼症、夜尿症、遺精、虚弱体質の改善、
衂血。

　諸種の腹痛。

　虚証の痔、脱肛。

【コメント】

　この方に膠飴なくんば桂枝加芍薬湯なり。膠飴
有りて後建中の名尤も著るし。近来の医家その精
細を究めず、小建中湯は俗客もよく知る所なるを
以て、虚憊衰弱の者と雖も、敢えて之を用いず補
中益気の名に眩惑されて暗投慢処する。識者これ
を審にせよ。（宇津木昆台）

　仲景虚を補う枢要六方論あり。小建中湯、理中湯、

3. 小建中湯

炙甘草湯、桂枝湯、腎気丸、四逆湯とし、此候一二を現す者を問わず、先づ之を用いて効かざるなし。或は一切脾虚し寒に中り栄衛和せざるの套方となし、逆に後学にして傷寒腹痛の者に非ずんば用ゆる能わざらしむ。哀しいかな。（内藤希哲）

虚労裏急云云、余は毎に黄耆建中湯を用い、其効小建中湯に勝る。学者之を試みよ。（広義）

V　太陰病類

4.　黄耆建中湯

虚労、裏急、諸不足（一切の亡血虚家の証）。　　　　　（金 / 血痺虚労病篇）

☆　　小建中湯方内に於て黄耆三両（3.6g）を加う。

　腹直筋の異常緊張甚だしく ＝＝［芍薬・甘草］、自汗、盗汗あり、疲れて手足だるく息切れ口渇する ＝＝［桂枝・黄耆］［膠飴・芍薬］、者。

【応用】

　　諸種の貧血、大病後の衰弱。

　　漏孔、痔瘻、潰瘍などで分泌物が薄く多量のもの。

【コメント】

　　虚労裏急云云、此の症余つねに黄耆建中湯を用い、其効小建中湯に勝る。学者之を試みよ。（広義）

　　此の方に当帰 4.0g を加えて（当帰・黄耆は養血・生血の効あり）、耆帰建中湯と名づけ、諸瘍、膿潰の後、荏苒（じんぜん。のびのびになる）として愈えず、虚羸、煩熱し、自汗盗汗し、稀膿止まず、新肉長ぜざる者を治す。若し悪寒し、下利し、四肢冷ゆる者は更に附子を加う。（広義）

4. 黄耆建中湯

　この方は外科の名手華岡青洲が好んで用いた方
である。

V　太陰病類

5.　当帰建中湯

　婦人産後、虚羸不足シ、腹中刺痛止マズ、吸吸トシテ少気、或ハ少腹拘
急ヲ苦シミ、痛ミ腰背ニ引キ、飲食スル能ワザル者。

（金／婦人産後病篇。千金内補）

☆　　小建中湯の膠飴の代りに当帰 5.0g を加う。或は小建中湯に当帰 5.0g
　　を加う。

　　産後などで、一身虚羸し、腹中は針で刺すように痛み、また呼吸せわし
く飲食も出来ない者＝＝ ［当帰・芍薬］。

【応用】
　　疲労して、腹痛が下腹部から腰背に及ぶもの。
　　掻爬後の腹膜炎、骨盤腹膜炎。

【コメント】
　　月経痛が終り頃か、終った後に痛む者。（藤平健）

　　貧血や出血のひどいときは当帰建中湯加地黄 3.0
阿膠 3.0。（藤平健）

6. 桂枝加芍薬生姜各一両人参三両新加湯

発汗ノ後、身疼痛シ、脈沈遅ノ者。　　　　　（傷／太陽病中篇 62）

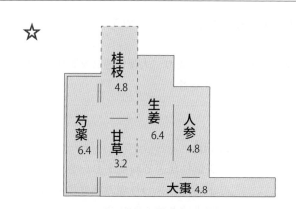

［芍薬・甘草］——— 腹満・腹痛、身疼痛を治す。
［生姜・人参］——— 脾胃の虚弱を治す。

　腹満、腹痛、身疼痛し＝＝［芍薬・甘草］、脾胃の虚弱な者＝＝
［生姜・人参］、を治す。

Ⅴ 太陰病類

7. 桂枝加大黄湯

大実痛スル者。（大便実して痛む。寒実の一証）（傷/太陰病篇 289。188 の連続）

> 桂枝加芍薬湯方中に大黄 1.5g〜を加う。
>
> 桂枝加芍薬湯よりもやや腹力あり、大便快通せず腹痛して裏急後重（しぶり腹）＝［大黄・甘草］、する者。

【応用】
　下痢性疾患で腹満ありいきむ傾向の者。
　下腹部ひきつり痛み便通渋る者。
　膨満感を伴う腸疝痛。
　便秘を伴う痔疾。

【コメント】
　大実痛は少量の大黄では治することはできない。この点をよく察して用いるべきである。（広義）

　下痢性疾患で、発熱、悪風し腹痛して、裏急後重すなわち、しぶり腹で便通しおわったあとすぐ便意を催すような状態の者を治す。（広義）

7. 桂枝加大黄湯

　この方に附子を加えて桂枝加芍薬附子大黄湯と
名づく（温下の剤）。腹痛し、発熱悪寒し、腹部がひ
きつり、その痛みが腰や脚に引き大便が通じない
者を治す。（広義）

　本方は陰証中の実証、寒実証で、陽証から陰証
への移行期として太陰病と位置づける薬方である。
寒実証の薬方はほかに帯陰の附子瀉心湯、寒冷し
て便秘腹痛する大黄附子湯がある。（広義）

V 太陰病類

8. 附子瀉心湯

心下痞シ、而シテ復ツテ悪寒シ、汗出ヅル者。(傷/太陽病下篇162)

 大黄4.0、黄連2.0、黄芩2.0、附子2.0〜。熱い附子汁の中で他の3味を30回ほどふり出して服用。或は常法で煎じても可。

むなもと痞えて煩悸し＝［黄連・黄芩］、貧血気味で手足冷え便秘する者＝［大黄・附子］、を双解の法により解す。

【応用】
高血圧症などで頭痛、めまいなど連続する者。
老人の食滞など。
便秘すると胸もとが痞え、手足冷える者。老人に多い。

【コメント】
老人が食事中に急に食べられなくなり、急に眼が見えなくなり、めまいして倒れ、人事不省となる。みずおちは張り、手足は冷たくなり、顔から血の気が引き、顔に冷や汗出て、脈はたえだえに、あたかも脳溢血のような状態を呈する者を食鬱とか食厥というが、これには附子瀉心湯がよい。(広義)

9. 黄連阿膠湯

少陰病、之ヲ得テ二三日以上、心中煩シテ臥スルヲ得ズ。

(傷/少陰病篇 313)

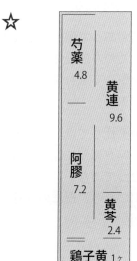

［黄連・阿膠］
—— 心胸中の血気を下降し、血分を滋潤して、胸中の瘀熱を除く。

［鶏子黄・阿膠］
—— 心胸中の煩を治す。

［黄連・黄芩］
—— 瀉心の源方にして出血、心煩等を治す。

内に挟んだ鬱熱を下すこと＝［黄連・黄芩］、ができない者の乾燥した津液及び血分を滋潤し＝［黄連・阿膠］、臥することもできないほど煩する者＝［鶏子黄・阿膠］、を治す。

V　太陰病類

【応用】

神経症。

不眠症。

湿疹等で瘙痒、煩熱に耐えざる症。

【コメント】

黄連阿膠湯は少陰の瀉心湯なり。（柯琴）

この方は心中懊憹があって梔子豉湯証に似ているが同じではない。この方は慢性下痢のために腹中が熱痛し、心中が煩して眠れず、或は粘便血便のある場合によい。（広義）

諸失血症で、胸中動悸して身熱を覚え、腹痛して少しく下り、舌が乾き唇が乾燥し、苦しさにもだえて横になることができない。ついに疲れ果てて顔から血の気が引いたり、逆にのぼせて真っ赤になったりする者を治す。（広義）

216

10. 麻杏薏甘湯

　一身尽ク痛ミ、発熱シ日晡所ニ劇シキ者。此ノ病ハ汗出デ風ニ当リ、或ハ久シク冷ヲ取リ傷レテ致ス。　　　　　　　　　　（金 / 痙湿暍病篇）

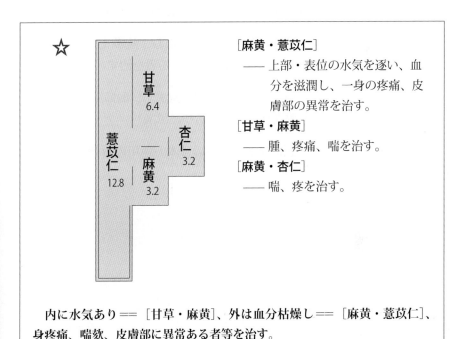

　内に水気あり＝＝［甘草・麻黄］、外は血分枯燥し＝＝［麻黄・薏苡仁］、身疼痛、喘欬、皮膚部に異常ある者等を治す。

【応用】
　　神経痛、リウマチ。

V　太陰病類

いぼ、水虫、手足の荒れ、湿疹。
喘息。

【コメント】

　妊婦、浮腫の喘欬急迫し、或は身体麻痺し、或は疼痛する者を治す。(広義)

　肺癰の初起、悪寒息迫し、咳嗽止まず、面目浮腫し、濁唾臭痰、胸痛する者を治す。(広義)

　風湿、痛風、発熱、激痛し、関節腫起する者は、朮附を加えて奇効あり。(広義)

　頭にフケの多いのは本方運用の目標となる。(大塚敬節)

11. 苓姜朮甘湯

　身体重ク、腰中冷エ、水中ニ坐スルガ如ク、形水状ノ如ク、渇セズ、小便自利シ、腰以下冷痛シ、腰重キコト五千銭ヲ帯ブルガ如シ。

(金 / 五臓風寒積聚病篇)

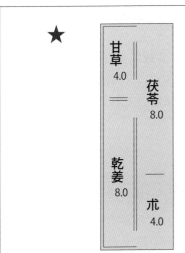

［乾姜・朮］
　── 陽気を通わせ水道を利し、腰中冷を治し、尿利を調える。

［甘草・乾姜］
　── 肺中を温め、頻尿、四肢の厥冷等を治す。

腰以下冷えて重く痛み══［乾姜・朮］、小便自利する══［甘草・乾姜]、者。

【応用】
座骨神経痛。

V　太陰病類

膀胱炎、帯下。
夜尿症。

【コメント】
此の方に杏仁 4.0g を加え腎著湯（じんちゃくとう）と名づけ、妊婦浮腫し、小便自利し、腰髀（腰と腿）冷痛し、喘欬する者を治す。

老人平日小便失禁し、腰腿沈重、冷痛する者を治す。

又男女の遺尿14、5歳に至るも猶已まざる者は最も難治となす。この方に反鼻を加うれば、能く効を奏す。宜しく証に随いて附子を加うべし。

12. 人参湯（理中丸）

利止マズ、理中ハ中焦ヲ理ス。　　　　　　　　　（傷 / 太陽病下篇 166）

霍乱（吐瀉病）、頭痛、発熱、身疼痛シ、寒多クシテ水ヲ飲マント欲セザル者。　　　　　　　　　　　　　　　　　　　　　（傷 / 霍乱病篇 398）

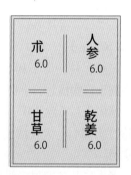

[人参・朮] ── 脾胃の血流をよくし、水気を順通させ中焦（胃）の病を理（おさ）める。

[人参・乾姜] ── 下痢、腹痛、心下痞鞕、呕吐、食嗜欠損など寒候の吐瀉病を治す。

[甘草・乾姜] ── 肺中冷を治す。

胃上に寒飲有り ═ [甘草・乾姜]、寒候の吐瀉病ある者の ═
[人参・乾姜]、中焦（胃）の病 ═ [人参・朮]、を理（おさ）め、また心痛を治す。

Ⅴ　太陰病類

大病差エテ後、喜唾シ、久シク了了タラザル者。　（傷／差後労復病篇 408）

胸痺、心中痞シ、留気結ボレテ胸二在リ、胸満シ、脇下ヨリ心二逆搶ス。

（金／胸痺心痛短気病篇）

【応用】
下痢。
胃腸疾患。
心臓疾患。

【コメント】
　産後、続いて下利を得、乾呕して食せず、心下痞鞕し、腹痛し、小便不利の者。

　諸病久しく愈えず、心下痞鞕し、乾呕して食せず、時時腹痛し、大便濡瀉し、微腫する等の症を見わす者。

　老人にして寒暑の候毎に、下利し、腹中冷痛し、瀝瀝として声有り、小便不禁、心下痞鞕し、乾呕する者、但に難治となす。此方に宜し。若し悪寒或は四肢冷ゆる者は附子を加う。（広義）

13. 桂枝人参湯

恊熱シテ利シ、利下止マズ、心下痞鞕シ、表裏解セザル者。

（傷／太陽病下篇 170）

☆　桂枝 6.4、甘草 6.4、朮 4.8、人参 4.8、乾姜 4.8

［**人参・乾姜**］——　胃腸の冷えによる下利、腹痛、嘔吐を治す。
［**桂枝・甘草**］——　肌表の気を発散して頭痛、発熱等を治す。
［**桂枝・朮**］———　下利の水を分別して小便に通じる。

　内に在る利下止まざる裏寒が＝＝［**人参・乾姜**］、外に在る熱邪の気を挟みて＝＝［**桂枝・甘草**］、利下止まざる＝＝［**桂枝・朮**］、恊熱利を治す。

【応用】
　　表症のある水瀉状の激しい下痢。
　　慢性頭痛。

【コメント】
　　頭痛発熱、汗出で悪風し、支体倦怠、心下支撐し、水瀉傾けるが如き者は、夏秋の間、多くこれあり。此方に宜し。按ずるに人参湯は吐利を主とす。此方は下利し表症ある者を主る。（広義）

V　太陰病類

協は挟に同じ。玉函、脈経、千金翼には皆挟に作る。宋版は協に作る。挟熱下利は、これ表症未だ除かずして数これを下すを以ての故に、素有るの裏寒、表熱を挟んで下利止まざるなり。（広義）

本方の下痢は虚邪、葛根黄連黄芩湯は実邪。（小倉重成）

本方の腹痛は人参湯よりはるかにきつい。（小倉重成）

14. 大建中湯

　心胸中大寒痛シ、呕シテ飲食スル能ワズ、腹中寒エ、上衝シテ皮起コリ出デ見レ頭足有リテ上下シ（もくもくと略称）、痛ミテ触レ近ヅク可カラズ。

（金／腹満寒疝宿食病篇）

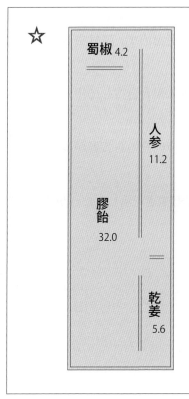

[蜀椒・乾姜]
── 虚寒を温め陽気を通わせ、停滞しているガスをめぐらし、もくもくを治し、また心痛微背を治す。

[膠飴・人参]
── 激しい腹痛を治す。

[乾姜・人参]
── 下利、呕吐、食嗜欠損を治す。

　心胸中冷えて腹中のガスがもくもくと動き══［蜀椒・乾姜］、
腹痛し══［膠飴・人参］、呕吐、食嗜欠損する者══［乾姜・人参］、を治す。

V　太陰病類

【応用】

腸管通過傷害。

腸疝痛。

麻痺性イレウス。

【コメント】

小建中湯は、裏急し、拘攣急痛するを治す。此方は寒飲昇降、心腹激痛して呕する者を治す。故に疝瘕にて腹中痛む者を治す。又蚘虫を挟む者を治す。（広義）

大建中湯は附子粳米湯と合方して用いることが多い。（田畑）

本方証の者は舌に厚い苔のある者が多い。（藤平健）

本方合人参湯でやせ過ぎを治したことがある。（藤平健）

15. 附子粳米湯

腹中ノ寒気、雷鳴切痛シ、胸脇逆満シ、呕吐ス。　（金／腹満寒疝宿食病篇）

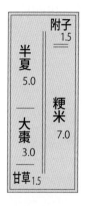

[附子・粳米]
── 陽気を救い津液を生じ、腹中寒気を治す。

[附子・半夏]
── 腹中寒気し水飲凝結して切痛するを治す。

[半夏・大棗]
── 腹中の雷鳴を治す。

腹中寒えて＝＝[附子・粳米]、切られるように痛み＝＝[附子・半夏]、雷鳴し、呕吐する者＝＝[半夏・大棗]、を治す。

【応用】
腸疝痛。
胃痙攣。
腸重積症。

V　太陰病類

【コメント】

　本方に蜀椒、乾姜を加えて解急蜀椒湯と名づけ
附子粳米湯の重いものに用いる。（小品方）

　附子粳米湯には乾姜を含まず方意を全うしてい
ない。大建中湯を合方して乾姜・半夏の方意を得
て、嘔吐にもよく効く。（田畑）

16. 呉茱萸湯

穀ヲ食シ嘔セント欲スル者ハ陽明（胃）ニ属スル也。　　（傷/陽明病篇251）

少陰病、吐利シ、手足厥冷シ（厥寒より重し）、煩躁シ死セント欲スル者。
　　　　　　　　　　　　　　　　　　　　　　　　（傷/厥陰病篇319）

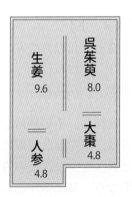

［呉茱萸・生姜］——　胃の気と水を、温散下降し水の動揺逆行を和し、手足
　　　　　　　　　　厥冷を解し、頭痛、吐利し、煩躁する者を治す。
［人参・大棗］——　胃の虚弱を治し胃を滋潤する。

　胃が虚弱で＝［人参・大棗］、胃中の寒飲が激動し、嘔吐、下利、手足
厥冷し、いたたまれず煩躁し、また胃中の寒飲が動揺して涎沫を吐き、頭
痛する者＝［呉茱萸・生姜］、を治す。

V　太陰病類

乾嘔シ（寒飲の動揺）涎沫ヲ吐シ、頭痛スル者。　　　　　（傷／厥陰病篇 390）

嘔シテ胸満スル者。　　　　　　　　　　　　　　　　（金／嘔吐噦下利病篇）

【応用】
常習頭痛。
嘔吐、吃逆。
急性胃腸障害。

【コメント】　　　　　　　　　　　　　　　　　　　☆
噦逆に此の方に宜しき者あり。按ずるに外台に
曰く、食おわりすっぱいげっぷがしきりに出るを
療す、と。（広義）

吐利し、手足厥冷し、煩躁して死せんと欲する
者は、四逆湯と相似て同じからず。四逆湯は下利
と厥冷を主り、此の方は嘔吐煩躁を主る。是その
別なり。又脚気衝心にて煩愧、嘔逆して悶乱する
を治す。（広義）

17. 芍薬甘草湯

其脚即チ伸ブ。　　　　　　　　　　　　　　　　　（傷/太陽病上篇 29）

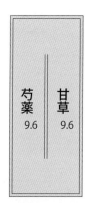

［甘草・芍薬］
—— 甘草でゆるめて（末梢性）芍薬で血行をよくし（中枢性）、痙攣を緩め疼痛を治す。

諸筋肉の痙攣を緩め急痛、腹痛、疼痛を治す。

【応用】
　筋肉痛、神経痛。
　腹痛。
　こむら返り、ぎっくり腰。

V　太陰病類

【コメント】

腹中攣痛して痛む者を治す。

小児夜啼止まず、腹中攣急甚だしき者、亦奇効あり。(広義)

18. 甘草乾姜湯

之ヲ得テ便チ厥シ、咽中乾キ、煩躁、吐逆スル者。　　（傷/太陽病上篇29）

肺痿、涎沫ヲ吐シ欬セズ、渇セズ、遺尿シ、小便数、此レ肺中冷。必ズ眩シ、多ク涎唾ス。　　（金/肺痿肺癰欬嗽上気病篇）

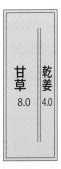

［甘草・乾姜］
——急迫症状を緩め陽気をかよわせ、逆気を降し、寒冷を去る。

甘草 8.0
乾姜 4.0

急迫を緩め陽気をかよわせ、肺中冷を温め逆気を降し咽中乾き、煩躁、吐逆を治し、また四肢厥冷、喘欬、胃内停水、頻尿、涎沫を治す。

【応用】
うすい痰の出る咳。
夜尿症、遺尿、頻尿。
吃逆。

233

V　太陰病類

【コメント】

　此の厥は只是れ誤治に因って、一時激動し急迫するの厥のみ。四逆湯の下利清穀、四肢拘急、脈微、大汗厥冷の比に非ざる也。その甘草の分量乾姜に倍する者は、急迫を緩むるを以てなり。咽乾煩躁、吐逆の症を観ば、以てその病情を知るべし。（広義）

　老人、平日小便頻数に苦しみ、涎を吐し短気し、眩暈し起歩し難き者は、此の方に宜し。（広義）

　下剤や石膏、黄連などの寒剤のために腹中冷え、手足厥冷し、悶え苦しむ者に神効がある。（田畑）

19. 大黄甘草湯

食シ已(おわ)ッテ即チ吐スル者。　　　　　　　　　（金 / 嘔吐噦下利病篇）

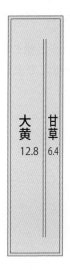

［甘草・大黄］
—— 食物が上に衝いて胃中に下降せざるものを甘草で緩めておいて大黄で下に引き、その結果嘔吐を治す。

胃中のふさがりを大便に導き上逆の嘔吐を治す ══ ［甘草・大黄］。

【応用】
　常習便秘。
　胃カタル。

V　太陰病類

【コメント】

　胃反、膈噎、心胸痛み大便難なる者を治す。（広義）

　大黄甘草湯を用いて便通れば嘔吐止む。これ所謂欲求南風必先開北牖の理なり。妊娠、悪阻、不大便の者亦効あり。其他一切の嘔吐、脾胃の熱に属するものも皆用うべし。（浅田宗伯）

　此の方は一過ゆるめると雖も根治はせざるなり。あとにて茯苓沢瀉湯を与えてよし。（和田東郭）

20. 大黄附子湯

脇下偏痛、発熱シ、其ノ脈緊弦ナルハ、此レ寒（水毒によって引き起こされる諸症）ナリ。温薬ヲ以テ之ヲ下セ。　　　　　　　　（金 / 腹満寒疝宿食病篇）

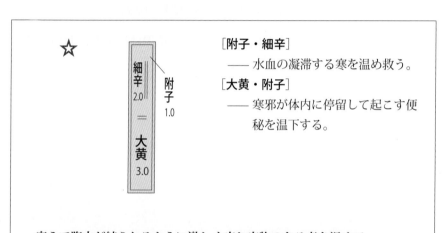

【応用】
　　腸の疝痛。
　　肋間神経痛。
　　老人の便秘。
　　腰痛、座骨神経痛（芍薬甘草湯合方）。

V 太陰病類

【コメント】

　此の方実に能く偏痛（脇腹の痛み、左側が多い）を治す。然れども特り偏痛のみならず寒疝、脇腹絞痛、延びて心胸腰脚に及び陰嚢㿗腫し、腹中に時時水声有り、悪寒甚だしき者を治す。若し拘攣劇しき者は芍薬甘草湯を合方す。（広義）

　大黄附子湯合芍薬甘草湯は後世方において芍甘黄辛附湯という。

21. 防已黄耆湯

風湿、脈浮ニ身重ク、汗出デ悪風スル者。　　　　　　（金 / 痙湿暍病篇）

風水、脈浮ニ身重ク、汗出デ悪風スル者。　　　　　　（金 / 水気病篇）

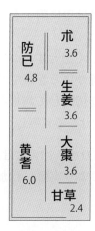

[防已・黄耆]
── 表に浮かぶ水気を瀉し表水をめぐらし、風（発熱）、水（自汗、身重）を治す。

[黄耆・朮]
── 気虚による胃の機能低下、倦怠、脱力感を治す。

水分動揺して表へ張り出し、水肥りで汗っかき、身体重く、小便不利し、下肢腫れ ══ [防已・黄耆]、疲れ易く ══ [黄耆・朮]、蝦蟇腹の者を治す。

【応用】
変形性膝関節症。
運動麻痺。

V　太陰病類

【コメント】

防已茯苓湯は専ら肌表（皮下）に水ある者を主り、此の方は表裏に水ある者を治す。故に防已・黄耆皆防已茯苓湯より多し。

寒性膿癰や骨膜炎、外踝の腫癰などで稠膿已にやみ、稀膿止まず、或は痛み、或は痛まず、身体痩削し、或は浮腫を見わす者を治す。若し悪寒、或は下利盗汗する者は更に附子を加うるを佳と為す。

凡そ骨膜炎で久しく治せず、或は治して復た発する者は、毒元を除かざるを以てなり。此の如き者は、宜しく瘡口を切開して病根をえぐり出し中をきれいにすれば治せざる者無し。（広義）

悪寒には加附子 1.0 〜、冷えには加細辛 4.0、腹痛には加芍薬 4.0、より実証には加麻黄 3.0 石膏 5.0。（田畑）

22. 八味丸

脚気上ッテ少腹ニ入リ不仁ス。　　　　　　　　　　（金 / 中風歴節病篇）

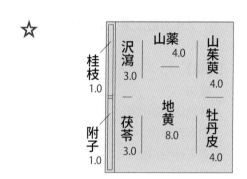

［地黄・山茱萸］──── 血熱を瀉し精を固め腰膝を暖め、少腹不仁、虚労を治す。
［山茱萸・山薬］──── 精を固め腎気を補い、口乾、疲労を治す。
［地黄・牡丹皮］──── 滋血して血を和し腰痛を治す。
［沢瀉・茯苓］──── 小便の異常を治す。

　下腹部に力なく知覚は鈍麻し══［地黄・牡丹皮］、虚労し══
［山茱萸・山薬］、腰痛し、下肢は脱力し、歩行困難し══［地黄・牡丹皮］、
排尿異常のある══［沢瀉・茯苓］、者。

V　太陰病類

虚労、腰痛、少腹拘急シ、小便不利。　　　　　　　　　（金／血痺虚労病篇）

短気シ微飲有ルハ、当ニ小便ヨリ之ヲ去ルベシ。　　　　（金／痰飲欬嗽病篇）

消渇、小便スルコト反ッテ多シ。　　　　　　　　　　　（金／消渇小便利淋病篇）

胞系了戻（輸尿管のねじれ）スルガ故ニ溺スルヲ得ズ。　（金／婦人雑病篇）

【応用】
　　腰痛。
　　各種泌尿器疾患。
　　脳血管障害。
　　老人性白内障。

【コメント】
　此に脚気上り入り、少腹不仁する者と云うは、其の初め脚部麻痺し、或は痿弱微腫し、小便不利等の症、遂に少腹不仁を作す者にして、もと険症に非ず。故に治も亦難からざるなり。若し腹中に瘀毒充満し、四肢に及び遂に水気を現す者に至りては、少腹不仁、小便不利等の症有りと雖も、此の方の能く功を立つ所に非ず。急に大承気湯を与え、以て之を下すべし。若し疑殆し決せず、姑息の治を為さば、則ち短気煩躁衝心して死す。世間多く脚気を以て死するは、皆医人に投機の術、果

22. 八味丸

決の断、無きを以てなり。（広義）

産後の水腫、腰脚冷痛し、少腹不仁、小便不利
の者を治す。水煮し服す。（広義）

淋家、昼夜数十行、便了りて微痛し、居常便心
断えず、或は厠に上らんと欲すれば則ち已にもら
し咽乾口渇の者は、気淋と称す。老夫婦人に斯の
症多し。又陰痿、及び白濁症、少腹不仁にして力
なく、腰脚酸軟、或は痺痛し、小便頻数の者を治す。
婦人の白沃甚だしき者も亦此の方に宜し。（広義）

八味丸は頭と下焦の病の血を通暢して陽を扶け
水を通じる。（奥田謙蔵）

243

Ⅴ　太陰病類

23. 芎帰膠艾湯

　婦人漏下（だらだらと出血の止まらない）ノ者有リ。半産（流産）ノ後、因ッテ続イテ下血シ、都テ絶エザル者有リ。妊娠下血スル者有リ。仮令（たとえ）妊娠シ、腹中痛ムハ胞阻（胞中気血和せずして化育を阻む）ト為ス。　　（金/婦人妊娠病篇）

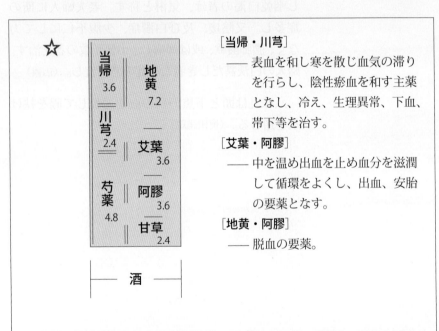

[当帰・川芎]
　―― 表血を和し寒を散じ血気の滞りを行らし、陰性瘀血を和す主薬となし、冷え、生理異常、下血、帯下等を治す。

[艾葉・阿膠]
　―― 中を温め出血を止め血分を滋潤して循環をよくし、出血、安胎の要薬となす。

[地黄・阿膠]
　―― 脱血の要薬。

　下部の陰性瘀血にしまりをつけ＝＝［当帰・川芎・芍薬］、出血、流産、腰痛等＝＝［艾葉・阿膠］［地黄・阿膠］、を治す。

23. 芎帰膠艾湯

【応用】

諸出血。

流産癖、貧血。

【コメント】

妊婦つまずいて転び胎児動きて心に冲し、腹痛腰股に引き、或は萎縮状を覚え、或は血を下して止まざる者は此方を用うべし。胎児が無事なときは即ち安し、不幸にして死んだときにはすぐに死産する。（広義）

痔核や脱肛で、下血綿綿として止まず、身体痿黄し起てば則ち眩暈し、四支に力無く、少腹刺痛する者を治す。若し胸中煩悸し、心気鬱塞し、大便燥結する者は、黄連解毒湯、瀉心湯を兼用す。（広義）

血痢止まず、而して腹満熱実の症無く、唯腹中攣痛、唇舌乾燥する者は、此の方間効あり。（広義）

婦人毎妊堕胎する者あり、毎度育たざる者あり。此のごとき症の人は、始終此の方を服し、五月以後、厳に沈席（性交）を慎しまば、以て不育の患を免るべし。若し浮腫し小便不利の者は、当帰芍薬散に宜し。（広義）

臨床効果は四味（当帰・川芎・阿膠・艾葉）による

V　太陰病類

古型の芎帰膠艾湯の方が優れている。（和田東郭）

　当帰芍薬散の痛は劇しくとも腹のみにて腰にかからぬなり。膠艾湯の痛は少腹にありて腰にかかるなり。故に膠艾湯に腰腹痛とあるなり。当帰芍薬散の場にても、腰にかかる者は早く膠艾湯を用うべし。腰痛は堕胎せんとするの兆しなり。胎動して腰にかかる者は必ず血を見る者なり。軽き者はその時血の下るを知らずしている者なり。よくよく意を注いで審にすべし。（方輿輗）

24. 当帰芍薬散

婦人懐妊、腹中疗痛（こうつう。絞痛）。　　　　　　　（金 / 婦人妊娠病篇）

婦人、腹中諸疾痛。　　　　　　　　　　　　　　　　　（金 / 婦人雑病篇）

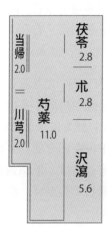

［当帰・川芎］
—— 血を和し寒を散じ血気の滞りをめぐらし、陰性瘀血を和す主薬となし、冷え、生理異常、下血、帯下等を治す。

［当帰・芍薬］
—— 血を和し寒を散じ筋中の血流をよくして腹痛を治す。

［茯苓・朮］
—— 水気を順通すること最も速やかな剤。

［沢瀉・朮］
—— 心下の支飲を解して冒眩を治す。

　陰性瘀血で、血色すぐれず疲れ易く気力に乏しく、冷えて生理異常等があり＝＝［当帰・川芎］、腹痛し＝＝［当帰・芍薬］、胃内停水、尿利異常、浮腫、頭重、めまい、耳鳴り、心悸亢進など＝＝［茯苓・朮］［茯苓・沢瀉］、ある者。

V　太陰病類

【応用】

　生理不順、子宮出血、更年期障害、不妊症、冷え症、めまい。

　腎炎、ネフローゼ。

【コメント】

　妊娠、産後、下利腹痛し、小便不利、腰脚麻痺して力無く、或は眼目赤痛する者。若し下利止まず、悪寒する者は、附子を加え、若し下利せず、大便秘する者は、大黄を加う。（広義）

　婦人経断ち、已に三四月、之を診し、腹中攣急し、胎手に応ぜず、或は腹中疞痛するは血瘕に類し妊否を決し難き者あり。此方に大黄を加え用うれば、則ち二便快利し、十日を過ぎずして腹中やわらかくなる。若し懐妊する者は、胎気速に張る。又懐妊已に累月、胎萎縮して長ぜず、腹中拘急する者亦此方に宜し。（広義）

　婦人血気痛（生理痛）、小便不利は此の方に宜しき者あり。（広義）

　眼目赤痛症（虹彩網様体炎など）、その人心下に支飲あり、頭眩涕涙、腹拘攣する者、又此の方に宜し。（広義）

　脱肛、腫痛し水出で止まざる者は、奇効あり。（広

義）

中風右身不随で、胸肋腹拘急の者を当帰芍薬散で治し、水血の凝結甚だしき者は烏頭一両を加え、肩背強急の者には葛根四両を加う。煎湯の方大いに効あり、故に余家は当帰芍薬湯と改む。（宇津木昆台）

すべて妊娠、出産に関係して発症した病には当帰芍薬散を用うること多し。（小倉重成）

V 太陰病類

25. 温経湯

　婦人年五十所、下利（下血）シテ止マズ、暮ニハ即チ発熱シ、少腹裏急シ、腹満シ、手掌煩熱シ、唇口乾燥シ、瘀血少腹ニ在リテ去ラズ。
　亦婦人少腹寒エ、久シク受胎セズ、或ハ崩中（子宮出血）、或ハ月水過多、或ハ期ニ至ルモ来ラ。

（金 / 婦人雑病篇）

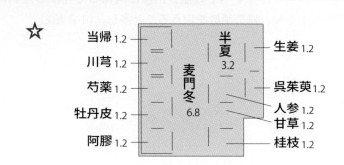

［当帰・川芎・芍薬］──── 陰性瘀血を和す。
［麦門冬・半夏］──── 唇口乾燥、子宮出血を治す。
［麦門冬・人参］──── 手掌煩熱を治す。
［呉茱萸・生姜］──── 厥寒を治す。

　瘀血少腹に在りて去らず═［当帰・川芎・芍薬］、唇口乾燥し═［麦門冬・半夏］、手掌煩熱し═［麦門冬・人参］、上熱下寒する者の［桂枝・甘草］［呉茱萸・生姜］、旧血を和し［牡丹皮・阿膠］、新血を行らし、子宮出血、帯下等═［麦門冬・半夏］、を治す。

250

25. 温経湯

【応用】
　生理不順、子宮出血、帯下、更年期障害。
　進行性指掌角化症。

【コメント】
　抵当、承気の堅塊あるに非ず。蓋し乾血少腹に
凝固して津液を滋養する能はず、故に滋陰潤燥の
品を用うれば、則ち乾なる者は潤し、結する者は
解するのみ。故に方中に多く滋潤の品を用う。而
して瘀を破るは牡丹一味のみ。茲に唇口乾燥する
はその一端をあげて、以て津液の滋養を失するを
知るなり。方中桃人を用いずして牡丹皮を用い、
地黄を用いずして阿膠を用うるも亦宜しく考うべ
し。(椿庭夜話)

V 太陰病類

26. 大黄䗪虫丸

五労虚極、羸痩シ、腹満シテ飲食スルコト能ワズ、肌膚甲錯、両目黯黒（あんこく）ナル者。 （金／血痺虚労病篇）

【応用】
腹部腫瘍病変。
生理異常。
眼疾患。
兼用方として多用。

【コメント】
　婦人、経行利せず、漸く心腹脹満を為し、煩熱欬嗽、面目煤黄、肌膚乾き皮細起し、状麩片の如く、目中曇暗、或は赤渋、羞明、日をおそれる者を治す。（広義）

　小児、疳眼雲翳を生じ、瞼爛羞明、物を視る能わざるを治す。並びに雀目（とり目）を治す。（広義）

　蠐螬はかぶと虫やかなぶんぶんの幼虫。目に繋がる。両目暗黒、と。（田畑）

　諸種の呼吸器疾患、循環器疾患、神経系統疾患、血液病、及び新陳代謝異常に、この方を兼用すべき場合頗る多し。（奥田謙蔵）

26. 大黄䗪虫丸

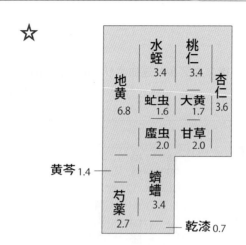

[桃仁・大黄] ── 実証瘀血を破り瀉す。
[桃仁・杏仁] ── 乾燥した瘀血を滋潤する。
[水蛭・虻虫・䗪虫] ── 乾血を破り瀉す。
[蟅螬・乾漆] ── 陳旧瘀血を和して滋潤する。
[地黄・黄芩] ── 脾胃の気を復する。

　病者の外貌は衰弱し虚労を引きづって陳旧瘀血がこびりつく者の、瘀血を破りまた滋潤し══[桃仁・大黄][桃仁・杏仁]、乾血を破り瀉し══[水蛭・虻虫][水蛭・䗪虫]、陳旧瘀血を和潤し══[蟅螬・乾漆]、腹満し飲食進まざる者══[地黄・黄芩・芍薬]、を治す。

V　太陰病類

27. 黄土湯

下血、先ニ便アリ、後ニ血アルハ遠血ナリ。亦吐血衄血モ主ル。

（金／驚悸吐衄下血胸満瘀血病篇）

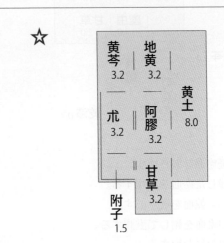

［地黄・阿膠］────── 脱血、下血の要薬。
［黄土・地黄］────── 中を温め止血し血熱を除き、破敗した血分を順通する。
［地黄・黄芩］────── 脾胃の気を復する。
［朮・附子］────── 疼痛を治し、長びいた痼疾を治す。

　遠血で（大便通じて後に下血）══ ［地黄・阿膠］、吐血、下血久しく止まず ══ ［黄土・地黄］［朮・附子］、面青く、体痩せ、脈弱く、舌色刷白の者を治す。

27. 黄土湯

【応用】
　腸出血、痔出血。
　子宮内膜炎など。

【コメント】
　千金には附子・地黄無く、乾姜あり。（広義）

　吐血下血久久止まず、心下痞し、身熱悪寒し、面青く体痩せ、脈弱にして舌色刷白、或は腹痛下利し、或は微腫する者を治す。（広義）

　臓毒（直腸炎、直腸がんなど）、痔疾、膿血止まず、腹痛濡瀉、小便不利、面色痿黄、日に日にやせたり、或は微腫する者を治す。（広義）

Ⅴ 太陰病類

28. 酸棗湯

虚労、虚煩、眠ルコトヲ得ズ。　　　　　　　　　（金 / 血痺虚労病篇）

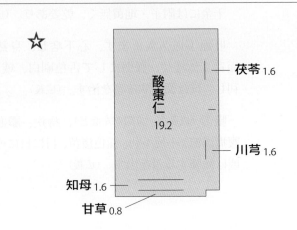

[酸棗仁・知母] —— 血気を下降し津液を生じて虚煩を治す。
[酸棗仁・茯苓] —— 血気、水気を下降して胸中煩を救う。
[茯苓・川芎] ——— 気と水を下降して鎮静し眠るを得ざるを治す。

　疲労脱力して＝＝［酸棗仁・知母］、胸中煩わしく＝＝［酸棗仁・茯苓］、眠ることができない者＝＝［茯苓・川芎］、を治す。

28. 酸棗湯

【応用】

虚労性の不眠。

神経衰弱様疾患。

【コメント】

諸病久久として愈えず、尪羸困憊し、身熱寝汗し、胸さわぎして眠れず、口乾喘嗽、大便溏し小便渋り、飲啖に味無き者は、此の方に宜し。証に随い黄耆、麦門冬、乾姜、附子等を選び加う。（広義）

健忘、驚悸、怔忡（むやみに心配して胸さわぎすること）の三症は、此の方に宜しきものあり。症に随い黄連を加う。（広義）

脱血過多、心神恍惚として、眩暈して寝ねず、煩熱盗汗し、浮腫を見す者は、宜しく此の方に当帰芍薬散を合すべし。（広義）

東洞先生、一病人昏昏として睡めず、死状の如く、五六日に及ぶ者を治す。此の方を用いて速やかに効あり。名人芸と謂うべし。（広義）

V 太陰病類

29. 乾姜人参半夏丸

妊娠嘔吐止マズ。　　　　　　　　　　　　　　　　　　（金/婦人妊娠病篇）

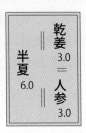

[乾姜・人参] ——陽気をかよわせ血脈を通わせて、心下痞鞕を解し、下痢、
　　　　　　　　腹痛、嘔吐を治す。
[乾姜・半夏] ——陽気をかよわせ痰飲を和し、胃部を温めて嘔吐を治す。

　虚状強く心下痞鞕し＝ [乾姜・人参]、嘔吐激しき者＝ [乾姜・半夏]、
を治す。

【応用】
　　妊娠悪阻、持続性の嘔吐。

29. 乾姜人参半夏丸

【コメント】

　妊娠悪阻殊に甚だしく、湯薬を服す能わざる者
は、此の方を用い徐徐に効を収むるを宜しと為す。
大便不通の者は川芎大黄丸等を間服する。（広義）

　伏竜肝の浸漬汁で煎じた方が効果は大きい。ま
た冷やしたショウガ汁でのむと良い。（奥田謙蔵）

V　太陰病類

30.　烏頭桂枝湯

　寒疝（かなり激しい腹痛）、**腹中痛ミ、逆冷シテ**（厥冷の強いもので上に冷えあがり）、**手足不仁ス。若シ身疼痛シ、灸刺、諸薬ニテ治スル能ワズンバ、抵当**（適中する）**烏頭桂枝湯之ヲ主ル。**　　　　　　　　　（金／腹満寒疝宿食病篇）

【応用】
　イレウス、嵌頓ヘルニア、胆石症、膵臓炎。
　関節リウマチ。

【コメント】
　寒疝、臍をめぐりて痛み、上は心胸に連り、下は陰嚢にひき、苦楚（厳しいつらさ、楚は棒で打たれるつらさ）忍ぶべからず。手足逆冷し、冷汗流るるが如き者は、此方に非ざれば救うこと能わざるなり。
（広義）

　疝は水毒なり。其の発するや多くは外感より来る。然れども或は瘀血を兼ねて作す者あり、或は蚘虫挟みて動く者あり、或は宿食に因て発する者あり、処療の際適切によく見わけて手を下すべし。
（広義）

30. 烏頭桂枝湯

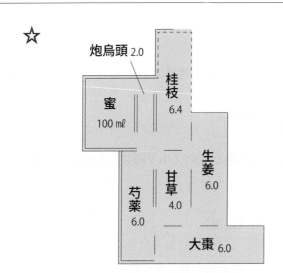

　炮烏頭 2.0g を蜜 100ml で半量になるまで煎じ、布ごししたものを桂枝湯に合わせる。

[烏頭・桂枝] ── 水血の寒堅凍凝を緩め表気を和し、腹痛、四肢痛を治す。

　外邪のために寒疝が触発された激烈な腹痛、四肢痛、しびれの者で══
[烏頭・桂枝]、自汗のある══[桂枝湯]、者を治す。

V　太陰病類

31.　烏頭湯

歴節ヲ病ミ、屈伸スベカラズ、疼痛ス。　　　　　　　　　（金／中風歴節病篇）

脚気疼痛、屈伸スベカラズ。　　　　　　　　　　　　　（金／中風歴節病篇）

寒疝、腹中絞痛シ、拘急シ転倒スルヲ得ズ、人ヲシテ陰縮ミ、手足厥逆セシム。
　　　　　　　　　　　　　　　　　　　　　　　　　（金／腹満寒疝宿食病篇）

【応用】
　烏頭桂枝湯証にして、疼痛更に激しく、汗無く腹直筋の緊張する者。

【コメント】
　脚気（脚気及び足の弱る病）、痿弱して起立する能わず、麻痺殊に甚だしく諸烏附剤無き者は、此の方に宜し。（広義）

　痛風、百節疼痛して腫起し、及び偏枯（半身不随）、知覚麻痺、運動神経麻痺などで、骨節酸疼し、或は隆起する者を治す。腹満便秘し、或は堅塊ある者は、大承気湯を兼用す。経水の変ある者は桃核承気湯。偏枯症にして、心気定まず、或は健忘し、心下痞する者は瀉心湯。（広義）

31. 烏頭湯

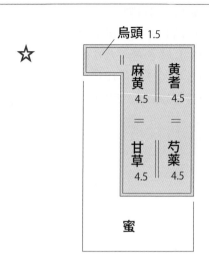

5味を5合より1合に煎じ、滓を去り、蜜大匙4杯を入れて5分間煮る。

［麻黄・烏頭］── 水血の寒堅凍凝をゆるめ表位・上部の水気を和し、筋骨に伏着する水血を発動解散して屈伸すべからざる疼痛を治す。
［麻黄・黄耆］── 表位に凝結した水気を和す。
［芍薬・甘草］── 急痛、腹痛、疼痛を治す。

　虎に嚙まれたように疼痛が甚だしく══［麻黄・烏頭］［麻黄・黄耆］、両腹直筋が緊張する══［芍薬・甘草］、歴節病の聖薬。

V　太陰病類

　癰疽。累日膿潰せず、堅硬疼痛忍ぶべからざる者、已に潰して後、毒気凝結し、腐食して復さず、新肉生じ難き者。カリエスなどで汚い膿が止まらない者などで永年症状が固定して治りも進みもしない者などには、烏頭湯がよい。（広義）

32. 赤丸

(腹中)**寒気厥逆**(下から上ってくる冷え)。　　　　　　(金／腹満寒疝宿食病篇)

【応用】
　かぜ、アレルギー性鼻炎。
　神経痛、リウマチ。

【コメント】
　疝家、脇腹攣痛し、悪寒し、腹中漉漉と声有り、嘔ありて眩悸し、その症緩なる者は常に此の方を用うるを佳と為す。(広義)

　赤丸は傷寒、金匱の薬方中で温めて寒を除くには最も長じているが疼痛に対してはそれ程期待できない。(小倉重成)

Ⅴ　太陰病類

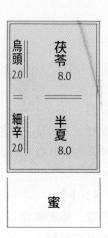

　上4味を5合より1合に煎じて布ごしし、大匙3杯の蜜を入れて5分間煮る。
　丸剤は上記比率にて蜜丸。
　身体疼痛する者は半夏に代うるに桂枝8.0。

［烏頭・茯苓］──　水血の凝結をほぐし水気を除き、陽気不順をめぐらす。
［半夏・茯苓］──　氷ったぬかるみをとかして除く。
［烏頭・細辛］──　陳寒を温め寒気厥逆を治す。

　厥寒の極で、腹中に寒凝する水血の凍結をゆるめ＝［烏頭・茯苓］、氷ったぬかるみをとかし除き＝［半夏・茯苓］、寒気厥逆を治す＝［烏頭・細辛］。

33. 烏頭赤石脂丸

心痛背ニ徹シ、背痛心ニ徹ス。　　　　　　　　（金 / 胸痺心痛短気病篇）

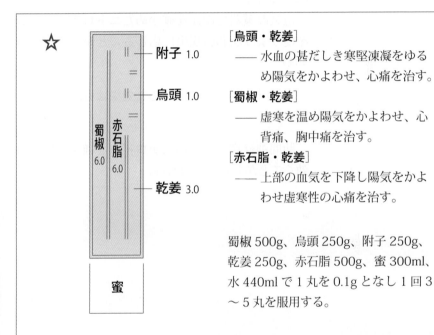

[烏頭・乾姜]
—— 水血の甚だしき寒堅凍凝をゆるめ陽気をかよわせ、心痛を治す。

[蜀椒・乾姜]
—— 虚寒を温め陽気をかよわせ、心背痛、胸中痛を治す。

[赤石脂・乾姜]
—— 上部の血気を下降し陽気をかよわせ虚寒性の心痛を治す。

蜀椒 500g、烏頭 250g、附子 250g、乾姜 250g、赤石脂 500g、蜜 300ml、水 440ml で 1 丸を 0.1g となし 1 回 3 〜 5 丸を服用する。

陽気がめぐらず水血が上腹部に寒凝する ═［蜀椒・乾姜］［赤石脂・乾姜］、者の上腹部寒冷性激痛 ═［烏頭・乾姜］、を治す。

V　太陰病類

【応用】

寒冷性の狭心症、心筋梗塞。

肋間神経痛。

【コメント】

電気温鍼器で冷えを確かめたニトログリセリンを使うような心臓疾患に応じることがある。(小倉重成)

当帰湯(千金)に兼用すると効果は更に良い。(大塚敬節)

肋間神経痛に少量のステロイドを兼用してよく効くことがある。(板井喜預子)

VI

少陰病類

VI 少陰病類

1. 少陰ノ病タル、脈微細ニ（微弱細少、内外皆虚寒の候）、但ダ寐ント欲スル也。（安眠を欲するに非ずして身体萎縮して疲労せるが如く、精神恍惚の状、外観静黙に見えるが実は病は深甚。） （傷／少陰病篇 291）

　　少陰病の提綱。太陰の証更に増進し、或は初より陰証として発病し、上下内外皆純陰虚寒を現わす者。

　　凡そ三陽三陰の提綱中、脈と証両方挙げるは、太陽篇と本篇のみ。太陽は三陽の始めにして、少陰は三陰の本である。よって太陽病と少陰病は、その症はウラとオモテの関係にあると見ることもできる。

2. 麻黄附子細辛湯

少陰病、始メテ之ヲ得、反ッテ発熱シ、脈沈ナル者。　　（傷/少陰病篇311）

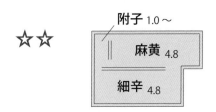

［**麻黄・附子**］——　上部・表位の水気を和し陽気を救い、温めて緩和に発汗して悪寒を去り、ひどい寒がり、欬を治す。
［**細辛・附子**］——　陳寒を温め陽気を救い寒気を治す。

　好んで蹲臥し、イヤーな寒けを覚え、のど赤く或は欬し＝［麻黄・附子］、少陰病初期の温発の主方、［細辛・附子］、となす。

【応用】
　　感冒、気管支炎、無熱性肺炎。
　　気管支喘息。
　　三叉神経痛。
　　帯状疱疹。

Ⅵ　少陰病類

　　　　　アレルギー性鼻炎。

【コメント】
　咳には本方（欬）と麻黄附子甘草湯（喘）を合方
して用いるとよい。（小倉重成）

3. 麻黄附子甘草湯

　少陰病之ヲ得テ二三日（病勢は前方よりやや緩易）、**麻黄附子甘草湯ニテ、微シク汗ヲ発ス。二三日、裏証**（自利、嘔吐無く、唯表熱を挟むのみ）**無キヲ以テノ故ニ微シク汗ヲ発スル也。**

（傷 / 少陰病篇 312）

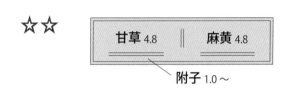

[麻黄・附子] ── 温めて緩和に発汗する。
[甘草・麻黄] ── 喘、腫を治す。

　自利や嘔吐の症のない少陰病初期の症を温めて緩和に発汗し＝[麻黄・附子]、また少陰の喘や腫＝[甘草・麻黄]、を治す。

【応用】
　　咽頭炎、扁桃腺炎。
　　神経痛、三叉神経痛。

Ⅵ　少陰病類

【コメント】
　少陰病は、脈沈細、悪寒踡臥し、小便清利等の症を謂うなり。（広義）

4. 桂枝去芍薬加麻黄附子細辛湯

　気分、心下堅、大ナルコト盤ノ如キハ（中脘部の膨隆又は圧痛）**水飲ノ作ス所**。
　　　　　　　　　　　　　　　　　　　　　　　　　　　　　　（金／水気病篇）

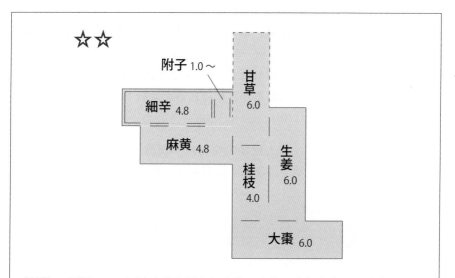

　［甘草・麻黄］── 切迫症状を緩和し上位・表位の水気を和し、表位に上攻外迫する裏水を除き、水飲を和す。
　［桂枝・麻黄］── 発汗の主薬で発熱、疼痛、喘欬を治す。
　［麻黄・附子］── 温めて緩和に発汗する。
　［細辛・附子］── 衰乏した陽気を救う。

　中脘あたりに固結した水飲に陽の気═［桂枝・麻黄］［麻黄・附子］［細辛・附子］、を当ててとかし、胸苦しい欬や治療に難儀する病を治す。

VI 少陰病類

【応用】

治療に抗する胸苦しい咳。

腰痛、神経痛。

肺がんなど。

【コメント】

後世、本方を桂姜棗草黄辛附湯と呼び、浅田宗伯は大気一転の方とよんでいる。

治療に行きづまったときに十全大補湯がよく用いられるが、私は古方の網打ちの方と考えている。（田畑）

老人秋冬の交毎に、痰飲、咳嗽し、脇背脇腹攣痛し、悪寒する者あり。此方に宜し。（広義）

5. 桂枝加附子湯

　太陽病、発汗シ、遂ニ漏レテ止マズ（過汗）、其ノ人悪風シ（外証未だ和せず）、小便難ニ（気持よく出ない）、四肢微急シ以テ屈伸シ難キ者（痛を兼ねる）。

(傷／太陽病上篇 21)

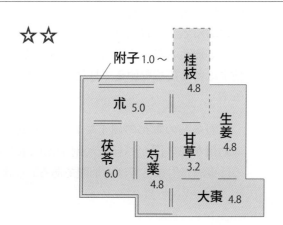

[桂枝・甘草] ── 過汗、悪風を治す。
[茯苓・朮] ── 水気を順通する最も速やかな剤。
[朮・附子] ── 疼痛を治す。

　汗漏れて止まず、悪風し＝[桂枝・甘草]、小便は出しぶり＝[茯苓・朮]、四肢微急、疼痛する者＝[朮・附子]、を治す。

VI　少陰病類

【応用】

脱汗。

神経痛、リウマチ。

脳出血後の半身不随。

【コメント】

此の方に朮を加え、桂枝加朮附湯と名づけ、中
風偏枯、足腰の麻痺、リウマチ様疾患で尿利に異
常のある者。諸癰疽淤膿尽きず、新肉生ぜず、遷
延して愈えざる者を治す。若し心悸目眩し、身瞤
動する者は茯苓を加えて桂枝加苓朮附湯と名づく。
（広義）

高温多湿の本邦の風土において朮或いは苓・朮
の効用を思い浮かべ桂枝加附子湯に朮を加味した
のは東洞先生ならではの炯眼である。（田畑）

6. 桂枝附子湯　去桂加白朮湯

　風温相搏リ、身体疼煩シ、自ラ転側スルコト能ハズ、嘔セズ、渇セズ、脈浮虚ニシテ濇。　　　　　　　　　　　　　　　（傷 / 太陽病下篇 181）

　若シ其ノ人大便鞕ク、小便自利スル者ハ、去桂枝加白朮湯。
　　　　　　　　　　　　　　　　　　　　　　（傷 / 太陽病下篇 181）

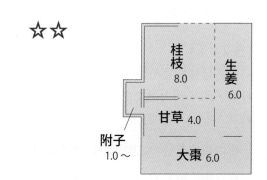

大量の［桂枝・附子］── 疼痛を治す。
［甘草・附子］── 厥冷、厥逆を治す。

　冷えがきつく、脈候は力なく浮いてしぶり＝［甘草・附子］、夜間眠れないほど痛む者＝［桂枝・附子］、を治す。

VI　少陰病類

若シ其ノ人大便鞭ク、小便自利スル者ハ、白朮附子湯。 （金 / 痙湿暍病篇）

桂枝附子湯の桂枝に代えて朮8.0gを加える。

　桂枝は表に向って汗を散じ内を乾燥させるので之を去り朮を加えると朮は水をめぐらせて、大便の水気を分利して尿利を正常に戻し、大便を通じさせる。

【応用】
　リウマチ疾患の疼痛や神経痛。

【コメント】
　本方は桂枝去芍薬附子湯と薬味は同じであるが、桂枝・附子が大量にあり、寒湿による疼痛を治す効は大きい。（田畑）

　朮の蒼白を分つは陶弘景以後の説のみ。（広義）

　桂枝附子湯も亦朮を加えて効有り。（広義）

　一身が疼痛して腹満不大便の者で、硝・黄でも大便が通ぜず、白朮附子湯で大便が乍ちに通じ、一身の疼きを忘れた。（吉益南涯）

7. 甘草附子湯

　風湿相搏リ、骨節煩疼シ、攣痛シテ、屈伸スルヲ得ズ、之ニ近ヅケバ則チ痛ミ劇シク、汗出デ、短気シ、小便利セズ、悪風シテ、衣ヲ去ルヲ欲セズ、或ハ身微腫スル者。　　　　　　　（傷/太陽病下篇182　金/痙湿暍病篇）

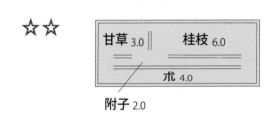

大量の［桂枝・附子］── 疼痛を治す。
［朮・附子］── 疼痛を治す。
［甘草・附子］── 悪風、厥冷を温む。

　疼痛激甚で小便利せず ══ ［桂枝・附子］［朮・附子］、汗出で短気し ══ ［桂枝・甘草］、寒がる ══ ［甘草・附子］、者。

【応用】
　リウマチ。
　ひどい冷え。

VI 少陰病類

【コメント】

桂枝附子湯は病、身体に在りで表に近く緩易、甘草附子湯は病、骨節に在りで深く深劇。（奥田謙蔵）

風毒、痛風を治す。而して其の之く所は桂枝附子湯と、略似て而して劇しき者なり。学者宜しく親験自得すべし。（広義）

防已 3.0 黄耆 6.0 を加えて効多し。（藤平健）

8. 桂枝芍薬知母湯

諸ノ肢筋疼痛、身体尫羸（おうるい）脚腫レテ脱スルガ如ク（やせて、節くれだって）、頭眩シ、短気シ、温温トシテ吐セント欲ス。　　　　　（金／中風歴節病篇）

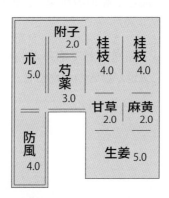

［朮・附子］────　疼痛を治す。
［防風・朮］────　湿を除き痛を止む。
［桂枝・知母］────　清熱し滋潤し渇を治す。

　身体疲労し手足は節くれだってひどく痛み＝＝［朮・附子］［朮・防風］、渇して頭眩、短気、嘔吐などのある者。

Ⅵ　少陰病類

【応用】

急性・慢性多発性リウマチ。多発性・奇型性関節炎など。

【コメント】

関節炎などで腫れて痛み、悪寒がして熱が高く、渇して脈拍数が速く、化膿が進もうとしている者。(広義)

痛風などで痛みが転移し、骨や関節がうずき、手足がひきつれ痛む者。(広義)

9. 芍薬甘草附子湯

発汗シテ、病解セズ、反ッテ悪寒スル者ハ、虚スルガ故也。

(傷/太陽病中篇68)

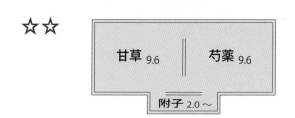

[芍薬・附子] ── 筋中の血流をよくし陽気を救い、悪寒を治す。
[甘草・附子] ── 陽気を救い厥冷を治す。
[芍薬・甘草] ── 両腹直筋の緊張をゆるめ、急痛、腹痛、疼痛を治す。

悪寒止まず═[芍薬・附子]、身体倦怠し、手足厥冷し═
[甘草・附子]、腹直筋攣急し、激痛する者═[芍薬・甘草]、を治す。

【応用】
神経痛、リウマチ。
腹痛。
冷え。

Ⅵ 少陰病類

【コメント】

痼毒（古い病）沈滞し、四肢攣急し、屈伸し難く、或は骨節疼痛、寒冷瘄痺（がんぴ。しびれる）する者を治す。

此方に大黄を加えて芍薬甘草附子大黄湯と名づけ、寒疝にて、腹中拘急し、悪寒甚だしく、腰脚攣痛、睾丸𩩲腫し、二便通ぜざる者を治す。奇効あり。（広義）

10. 半夏散及湯

少陰病、咽中痛ム。 （傷 / 少陰病篇 323）

☆☆　　半夏 6.0、桂枝 4.0、甘草 2.0

　上記 3 味の細末 8.0g を熱湯 1 合中に投入し、再び少しく沸騰せしめ、やや冷ゆるを待って含みのむ。日に 3 回。煎じて服してもよい。

邪熱、痰飲を挟みて上逆し＝＝［桂枝・甘草］［半夏・甘草］、痛をなし、飲食物通り難く、声も出ない者。

【応用】
　咽喉の腫痛で全身症状のないもの。

【コメント】
　咽喉腫痛の劇易

　　甘草湯 → 桔梗湯 → 半夏散及湯 → 苦酒湯

　喉痺（扁桃炎、咽頭炎など、のどの疾患）腫痛し、声音出でず、頭項強ばり痛み、悪風寒の者は、此方に桔梗・大黄を加え、煎服して快利を取れば、則ち咽中頓にひらくを得る。（広義）

Ⅵ 少陰病類

　　桂枝湯証や葛根湯証で咽痛する者に半夏を加味
すると方中の桂枝・甘草と組んで半夏散及湯の方
意を生じ発熱、悪寒と同時に咽痛も治ってしまう。
これ太陽病のかげの証は同時に病んでいる少陰病
なる故である。また胃にももたれず喜ばれている
加味方である。(田畑)

11. 真武湯

太陽病、発汗シ、汗出デテ解セズ、其ノ人仍ホ発熱シ（虚熱）、心下悸シ、頭眩シ（頭目眩暈）、身瞤動シ（震動）、振振トシテ地に僻（倒）フレント欲スル者。

（傷／太陽病中篇 85）

少陰病、腹痛シ、小便利セズ、四肢沈重、疼痛シ、自下利スル者ハ此レ水気有リト為ス。其人或ハ欬シ或ハ呕スル者。

（傷／少陰病篇 326）

【応用】

実体のない発熱。
脳出血、小脳疾患。
めまい。
腸炎。
腎炎、ネフローゼ。

【コメント】

足なえ病で、腹がひきつれて痛み、腰が冷えて麻痺し、小便不利、或は不禁の者を治す。（広義）

腰疼み、腹満悪寒し、下利日に数行、夜間尤も甚しき者は之を疝利と称す。此の方に宜し。

又久痢、浮腫を見し、或は咳し、或は呕する者も亦良し。（広義）

VI 少陰病類

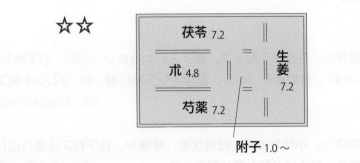

［附子・茯苓］────陽気を救い寒凝した水気をほぐし、陽気不順をめぐらす。
［茯苓・朮］────水気を順痛する最も速やかな剤で、虚熱、眩暈、尿不利等を治す。
［茯苓・生姜］────動躍する水気を和し、悸、頭眩を治す。
［附子・生姜］────散漏する陽気を救い水気の動揺を治めて頭眩を治す。
［朮・附子］────疼痛、麻痺を治す。
［朮・芍薬］────腹痛、下利を治す。

　冷えて停滞した水気が激動して上に迫る虚熱＝［附子・茯苓］、を解し、心下悸し、めまいして倒れんとする者＝［附子・生姜］［茯苓・生姜］、を救い、また水気が下に奔り小便不利し、浮腫する者＝［茯苓・朮］、疼痛、麻痺する者＝［朮・附子］、腹痛し水様便、泥状便の者＝［朮・芍薬］、を治す。

　　　　　　　　　　産後の下利、腸鳴り腹痛み、小便不利し、支体
　　　　　　　　痛み、或は麻痺し、水気あり、悪寒発熱し、咳嗽

11. 真武湯

止まず、漸く労状を成す者は尤も難治と為す。此の方に宜し。（広義）

　下痢は力なくおもらししそう。腹痛は軽い。（小倉重成）

「困すれども苦しむ所無し」——重症であるのにケロッとしている。（龍野一雄）

　五更瀉つまり鶏鳴時の下痢。加赤石脂 6.0。（藤平健）

　凡そ疫病に大熱、煩渇、讝語などの症あり。熱は火の焼けるが如く、渇は焼石に水を注ぐが如く、讝語は狂人の語るが如くありて、衆医皆曰く、これ白虎の証なり、或は曰くこれ承気の証なりと。是皆当然の理なり。然るに存の外なる真武湯の行く処あり。（和田東郭）

　身痒きは真武でなければ治せず、若き者病の治りぎわに痒きことあり、桂麻各半湯にて治す。老人は附子でなければ治せず。（村井琴山）

　真武湯は水飲が動揺しているが＝［附子・生姜］、附子湯は水飲が落ちついている＝［附子・人参］。（田畑）

Ⅵ　少陰病類

12. 附子湯

少陰病、口中和シ（裏に熱無し）、**背悪寒ス**（虚寒の応徴）。（傷/少陰病篇314）

少陰病、身体痛ミ、手足寒エ（自ら寒冷を覚える）、**骨節疼ミ、脈沈ナル者。**
（傷/少陰病篇315）

懐妊六七月、腹痛、悪寒シ、少腹扇ノ如シ。　　　　（金/婦人妊娠病篇）

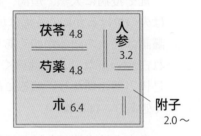

［朮・附子］——— 水気を流通して陽気を救い、脈管を温めて老廃物を尿に流し、疼痛を治す。
［人参・附子］——— 脾胃の血脈をかよわせ陽気を救い、背悪寒、手足寒を治す。

　身体全体がぐったりとして水肥りの感で、背悪寒し、手足寒え═
［人参・附子］、身体骨節疼痛する者═［朮・附子］、を治す。

12. 附子湯

【応用】

リウマチ、神経痛。
脳血管障害。

【コメント】

水病、遍身腫満し、小便利せず、心下痞鞕し、下利腹満し、身体痛み、或は麻痺し、或は悪風する者は、此の方に宜し。（広義）

婦人妊娠六七月、脈弦、発熱し、その胎愈脹し、腹痛悪寒する者は、少腹扇るるが如し。然る所以の者は子蔵開くが故なり。当に附子湯を以てその蔵を温むべし。当帰芍薬散を兼用するも亦良し。（広義）

Ⅵ 少陰病類

13. 赤石脂禹余糧湯

此ノ利ハ下焦ニ在リ、当ニ其ノ小便ヲ利スベシ。　　（傷 / 太陽病下篇 166）

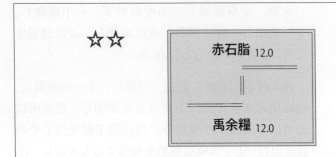

　［赤石脂・禹余糧］——下を固める石中の温薬赤石脂は、小便を利す禹余糧を得て、永びく粘液性の下痢を治す。

　病下焦にあり、下痢頻発し或は粘液便を下し、全く熱性症状を欠き小便不利する者＝［赤石脂・禹余糧］、を治す。

【応用】

　　大腸性下痢。

【コメント】

　　腸澼（細菌性下利）、滑脱し（下痢傾向）、脈弱力無

13. 赤石脂禹余糧湯

く大便粘稠膿の如き者を治す。若し腹痛乾呕する
者は桃花湯に宜し。又二方合用も亦妙なり。（広義）

　按ずるに、若しその小便を利せんと欲する者は
猪苓湯、真武湯を撰用すべし。（広義）

Ⅵ 少陰病類

14. 桃花湯

少陰病、下利シ、膿血ヲ便スル者。　　　　　　　　　（傷 / 少陰病篇 316）

少陰病、腹痛シ、小便利セズ、下利止マズ、膿血ヲ便スル者。
　　　　　　　　　　　　　　　　　　　　　　　　　（傷 / 少陰病篇 317）

下利シ膿血ヲ便スル者。　　　　　　　　　　　　　（金 / 嘔吐噦下利病篇）

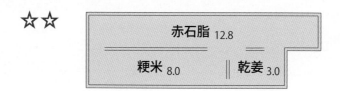

［赤石脂・粳米］——血分を収斂固渋し、津液を生じて便膿血を治す。
［赤石脂・乾姜］——血分を収斂固渋し裏の寒を温め下痢、膿血、腹痛を治す。

　疲労して粘液、血便相交わるを治し＝［赤石脂・粳米］、腹痛する者＝［赤石脂・乾姜］、を治す。

14. 桃花湯

【応用】

赤痢様疾患。

大腸炎、直腸潰瘍。

【コメント】

便膿血は腸垢と血と同じく出づる者にして病源候論の痢疾中に謂うところの腸垢のみ。腸癰の化膿性の血便とは同じからず。（広義）

痢疾累日の後、熱気已に退き、脈遅弱、或は微細に、腹痛下利止まず、便膿血する者は此の方に宜し。若し身熱脈実、嘔渇、裏急後重等の症猶在る者は、当に先づその症に随い疏利の剤を以て、熱毒を駆逐し、腸胃を清めるべし。若し腹痛下利、便膿血の症を執り、以て此の方及び禹余糧湯を用いるは、なお門に鍵をかけて盗を養うごとし。その変いずくんぞ測るべけんや。学者之を思え。（広義）

Ⅵ　少陰病類

15. 乾姜附子湯

之ヲ下シテ後、復タ発汗シ、昼日ハ煩躁シテ眠ルコトヲ得ズ、夜ハ而(すな)チ安静、呕セズ、渇セズ、表証無ク、脈沈微ニ、身ニ大熱無キ者。

(傷/太陽病中篇61)

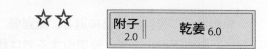

［乾姜・附子］──陽気を復し陽気を通わせ、裏寒を救う主薬となし、精気脱するを救い煩躁、下痢等を治す。

　発汗、下が過ぎたため、精気脱すること甚だしく、頭から手足の先まで熱はなく、昼間は煩躁して眠れず、夜静かなる者＝［乾姜・附子］、を治す。

【応用】
　　気管支喘息。
　　吃逆。
　　凍傷潰瘍。

15. 乾姜附子湯

【コメント】

　乾姜附子湯は、此れ汗下の誤施に因り、その変若き症を致す者なり。甘草乾姜湯の煩躁と略似る。然れども彼は誤治に因って病勢激動急迫を致せるもの。此は病誤治の為に重を加えず、又急迫の症なく、唯精気の脱甚だし。是れ甘草附子地を易うる所以か。（広義）

　身に大熱無しの一句、以てその頭面四末に至るも、亦熱無きを見るに足る。此の条よろしく梔子鼓湯症と参考し、以てその異を見るべし。（広義）

VI 少陰病類

16. 白通湯

少陰病、下利（腹痛）。　　　　　　　　　　　　（傷/少陰病篇 324）

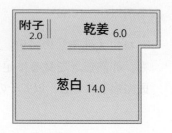

［乾姜・附子］── 裏寒を救う主薬。
［乾姜・葱白］── 陽気をかよわせ、虚気の上逆を下降し、下痢を治す。

　衰弱した下痢疾患の裏寒を温散し、精気の閉塞を通じて未だ清穀に至らざる下痢を治す。

【応用】
　　衰弱した下痢性疾患。

【コメント】
　　乾姜附子湯は、此れ汗下の誤施に因り、その変

16. 白通湯

此の方の症、四逆湯症に比べ、下利稍緩く、且つ清穀、大汗、四支拘急等の、急迫の症無し。故に甘草を用いざるなり。葱白は陶弘景曰く、傷寒頭痛を治すと。陳士良（食性本草の著者）曰く、陰毒腹痛を止む、と。

白通加猪胆汁湯

白通湯ヲ与エテ、利止マズ、厥逆シテ脈無ク、乾呕シ、煩スル者。

（傷 / 少陰病篇 325）

☆ ☆　　白通湯に人尿 1,000CC 猪胆汁 1.6g を加う

[**乾姜・猪胆汁**] ── 陽気を通わせ、血気を通じ、虚極の下痢、呕吐、厥逆を治す。

【応用】

白通湯症より病状は一層進行し、厥逆、呕気、煩躁などが激しく危篤の状態がみられる者。

【コメント】

若し胆無きも亦用う可しの六字は後人のたわ言である。刪るべし。猪胆無ければ熊胆を用うべし。

（広義）

301

Ⅵ 少陰病類

17. 四逆湯

亡陽シ、全ク陰寒ノ証ニ陥ッタ者。　　　　　　　　（傷/太陽病上篇29）

清穀止マズ、身疼痛スル者。　　　　　　　　　　　（傷/太陽病中篇94）

脈浮ニシテ遅、表熱裏寒、下利清穀ノ者。　　　　　（傷/陽明病篇234）

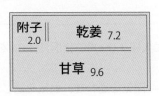

［甘草・乾姜］── 切迫症状を緩和し陽気をかよわせ肺中冷を治し、悪寒、
　　　　　　　　四肢厥冷を治す。
［乾姜・附子］── 裏寒を救う主薬となし、煩躁、下痢を治す。
［甘草・附子］── 陽気を復し悪寒を治す。

　裏寒甚だしく、身体虚耗し、新陳代謝は著しく沈衰し、悪寒し、手足厥逆
し＝［甘草・乾姜］、下利清穀、腹痛、乾呕し＝［乾姜・附子］、身体疼痛、
虚熱、吃逆、脱汗、喘、呼吸困難する者の陽気を復し、厥冷＝
［甘草・附子］、を治す。

17. 四逆湯

少陰病、脈沈ナル者。 （傷／少陰病篇 333）

膈上ニ寒飲アリテ乾嘔スル者。 （傷／少陰病篇 334）

大汗出デ（脱汗）、熱（虚熱）去ラズ、内（腹中）拘急シ、四肢疼ミ、又下利、厥逆シテ悪寒スル者。 （傷／厥陰病篇 363）

吐利シテ汗出デ、発熱（虚熱）悪寒シ、四肢拘急シ、手足厥冷スル者。
（傷／霍乱病篇 400）

【応用】
　急慢性胃腸炎。
　ショック状態。
　関節リウマチ、ベーチェット病。

【コメント】
　四逆湯は厥を救うの主方なり。然れども傷寒熱結ぼれて裏に在る者、中風卒倒し、痰涎沸湧する者、霍乱未だ吐下せず内に猶毒ある者、老人の食鬱、及諸卒病、閉塞して開かざる者の如きは、たとひ全身厥冷、冷汗脈微なるも、よくその症を審かにし、白虎、瀉心、承気、紫円の類を以て、その結を解し、その閉を通ずれば、則ち厥冷は治せずして自ら復す。若し誤認して脱症となし、にわかに四逆・真武を用いるは、経を救うに足を引くが如し。庸工

VI　少陰病類

の人を殺すは、常に此に坐す。嗚呼方技は小なり
と雖も、死生に係る。存亡由るなり。自ら高才卓
識に非ずんば、難きかな理致を探ること。（広義）

清穀とは、特り穀食化せざるのみならず、併せ
て臭気無きなり。（広義）

膈上は、難経には膈下に作る。是なり。（広義）

霍乱病は、外感に因ると雖も、蓋し傷食なり。
又腹に腫瘤を挟んで激動する者あり。その吐せず
下らず、胸腹劇する者は紫円を与え以て之を吐す
べし。腹痛悶乱止み、而も呕止まず、薬汁入らざ
る者は、宜しく小半夏加茯苓湯を以て、その呕を
止むべし。吐下の後、頭痛発熱し、身疼痛し、渇
して呕吐し、小便不利し、脈浮数の者は五苓散に
宜し。前症の吐利止まず、四肢微冷し、熱飲を好
む者は人参湯。吐下止みて大熱大渇し、煩躁し、
心下痞鞕する者は、白虎加人参湯。前症にして頭
痛し汗出で、悪寒し身体疼痛、心下痞鞕せざる者は、
白虎加桂枝湯。乾呕止まず、冷汗厥逆し、転筋腹
痛し、脈微にして絶せんと欲する者は、四逆湯を
用うべし。苟も攻伐の術、治安の策を精究し、施
設に誤り無くんば、その起つべき者を起たしむる
こと、豈それ難からんや。（広義）

18. 四逆加人参湯

悪寒シ、脈微ニシテ復タ利シ、利止ムハ亡血ナリ。(津液を失ふこと夥しきが故に遂に自然に下利止む。) (傷 / 霍乱病篇 397)

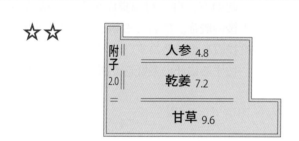

[乾姜・人参] ── 陽気をかよわせ脾胃の血流をよくし、心下痞鞕を解して、下利、腹痛、嘔吐を治す。
[人参・附子] ── 脾胃の血流をよくし陽気を救い、悪寒、下利を治す。
[甘草・乾姜] ── 悪寒、四肢厥冷を治す。
[乾姜・附子] ── 煩躁、下利を治す。

裏虚急にして、下利、脱水、出血すること甚だしく ══ [乾姜・人参] [人参・附子]、四肢厥冷する者 ══ [甘草・乾姜] [乾姜・附子]、を治す。

VI 少陰病類

【応用】

脱水症状著明な吐瀉病。

激しく出血して虚脱状態になり、手足がひどく冷える者。

【コメント】

此の方、自下利の脱症を主る。茯苓四逆湯は汗下後の脱症。然れども執匕家必ずしも拘泥せざれ。唯操縦を得ると為す。諸方皆然り。

按ずるに此の条疑らく脱誤あらん。（広義）

VII

厥陰病類
補遺方

Ⅶ 厥陰病類 補遺方

1. 厥陰ノ病タル、消渇シ （体液耗散の候）**、気心ニ上撞シ、心中疼熱シ** （煩悶激甚、心臓衰弱）**、饑エテ食ヲ欲セズ** （全く食べられない）**、之ヲ下セバ利止マズ。** （太陰病は胸下結鞭の変、此れは其の下痢遂に止む時無し）

（傷/厥陰病篇 336）

　　厥陰病の提綱。本病は陰寒の至極、病期の終にして、其の死須臾にあり。厥陰は通常少陰より一転す。然れども少陰のみならず、太陽、少陽、陽明及び太陰も皆茲に限らざるは無し。故に厥陰は、三陰の末なると共に、又陰陽六等の終りなり。

2. 茯苓四逆湯

発汗シ、若シクハ之ヲ下シ、病仍ホ解セズ煩躁スル者。(傷/太陽病中篇 69)

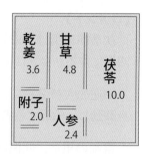

[茯苓・附子] —— 寒凝した水気をほぐし陽気不順をめぐらす。
[甘草・附子] —— 陽気を救い厥冷を治す。
[乾姜・附子] —— 裏寒を救う主薬。
[甘草・乾姜] —— 肺中冷を治す。
[茯苓・乾姜] —— 逆行する水飲を下降し陽気をかよわせ煩躁を治す。
[茯苓・甘草] —— 水気の逆行を下降し切迫症状を緩和し、心悸亢進、煩躁を治す。

　内外倶に虚し脱水症状甚しく＝[茯苓・附子][甘草・附子]、四肢厥逆し＝[乾姜・附子][甘草・乾姜]、煩躁する者＝[茯苓・乾姜][茯苓・甘草]、を治す。

VII 厥陰病類 補遺方

【応用】

煩躁して苦しみぬくを治す方。(藤平健)

慢性症の本方は症状が強くまた訴えも多い。(藤平健)

潜証の主方。(小倉重成)

【コメント】

茯苓四逆湯は、宋版、玉函、千金翼并びて茯苓四両に作る。今之に従う。(広義)

四逆加人参湯症にして、心下悸し、小便利せず、身瞤動し、煩躁する者を治す。(広義)

霍乱の重症、吐瀉厥冷し、筋惕煩躁し、熱無く渇無く、心下痞鞕し、小便不利、脈微細なる者、此の方を用うべし。服後小便利する者は、救うを得べし。(広義)

諸久病、精気衰憊し、乾呕して食せず、腹満溏泄悪寒し、面部・四肢微腫する者を治す。産後調攝を失する者に多く此の症あり。(広義)

仮性脳膜炎などで筋肉がびくつき、ひきつけて眼がつり上がり、下痢が止まらず、煩躁怵惕し、小便不利、脈微数の者を治す。(広義)

s師・小倉重成先生は、本方を慢性症に応用する

2. 茯苓四逆湯

　ときは、芍薬甘草附子を合方して用いられること
が多かった。即ち芍甘附子湯の悪寒を治す効に注
目なさったのであろう。(田畑)

Ⅶ 厥陰病類 補遺方

3. 通脈四逆湯

　下利清穀、裏寒外熱、手足厥逆シ、脈微ニ絶セント欲シ、身反ッテ悪寒セズ、其ノ人面赤色ニ、或ハ腹痛シ、或ハ乾嘔シ、或ハ咽痛シ、或ハ利止ミテ、脈出デザル者。

（傷/少陰病篇 327）

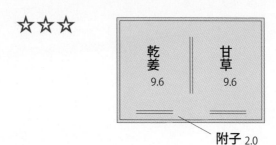

[乾姜・附子] —— 陽気を強力にかよわせ陽気を救い、裏寒を救う主薬となし、下利、煩躁を治す。
[甘草・附子] —— 切迫症状を緩和し陽気を救い厥冷を治す。
[甘草・乾姜] —— 切迫症状を緩和し陽気を強力にかよわせ、胸中を温めて肺中冷を治す。

　四逆湯証にして裏寒の症一層激甚で、食べたものをそのまま下痢し＝[乾姜・附子]、手足から冷えあがり、或は赤い顔となり、珠のような汗を流し＝[甘草・附子]、脈は微にして触れることもできない者の寒邪を温散して血脈を通じる＝[甘草・乾姜]。

3. 通脈四逆湯

下利清穀シ、裏寒外熱シ、汗出デテ厥スル者。

（傷 / 厥陰病篇 381　金 / 嘔吐噦下利病篇）

【応用】

慢性吐瀉病。

除中（ながよけ）の症。

【コメント】

通脈四逆湯は、これを四逆湯に比ぶればその症の重きこと一等。面赤色以下は則ち症なり。（広義）

危篤の症でなくとも、かぜ症候群、喘息、リウマチなどの難治な疾患に甘草・乾姜の温める方意を強めた本方が偉効を奏することがある。（小倉重成）

Ⅶ　厥陰病類　補遺方

4. 通脈四逆加猪胆汁湯

吐巳ミ下断エ （吐下に供する液無く）、**汗出デテ厥シ** （脱汗）、**四肢拘急解セ
ズ、脈微ニ絶セント欲スル者。**　　　　　　　　　　　　　　　（傷 / 霍乱病篇 402）

☆☆☆　　通脈四逆湯に熊胆 1.6 〜を加う

［乾姜・熊胆］── 陽気をかよわせ燥を潤し気を通じ微弱で触れにくく、と
　　　　　　　　　きに結代する脈を呈する者を治す。

　　吐下に供する液もなく＝＝［乾姜・附子］、脱汗ありて全身厥冷し、四肢拘
急甚だしく＝＝［甘草・附子］、脈微に絶せんと欲する者＝＝［乾姜・熊胆］、
を治す。

【応用】

　急性吐瀉病。

【コメント】

　霍乱、吐下大甚の後、脱汗珠の如く、気息微微、
厥冷転筋し、乾嘔止まず、煩憒躁擾し、脈微脈絶
の者は、死生一線に繋る。此の方に非ざれば、挽
回する能わざるなり。服後、脱汗煩躁但に止み、
小便利する者は佳兆と為す。若し猪胆無くんば、

314

4. 通脈四逆加猪胆汁湯

熊胆を以て之に代う。（広義）

諸四逆湯、その症皆危篤ならざるは無し。而して之を最重、極困乏症と為す。査照参究し、以てその義を丁すべし。（広義）

雉間子炳曰く、仮性脳膜炎などで危篤の者は此の方効ありと。この言信なり。但だ猪胆に代うるに水銀、鉛丹、金汁等を以てすれば、反って効ありと曰う者は、誤れり。（広義）

VII　厥陰病類　補遺方

補遺方.
貴重薬 ── 牛黄、熊胆

5. 牛黄

　　自律神経系に働き気の働きを高揚する。

　　極端な疲労、精神的ショック、難疾に立ち向かう気力の惹
起等々、自然治癒力の活性化には他薬に見られないすごい力
があるのに、吾々がその恩恵に与ってあまりある「傷寒論」「金
匱要略」になぜ顔を出さないのであろうか。「万病回春」には、
味苦、大いに風疾を治し、魂を安んじ魄を定め、驚癇の霊丹
なり。とあるのに。

　　牛黄の品質は赤道の近くに産したものは粗悪で南北極に近
いところのものは上品である。私はオーストラリア産の物だ
けを用いている。甚だ高価ではあるが。

　　中国には牛はたくさんいるが、いざ医薬品となると満足で
きなかったのではなかろうか。

　　しかし昔から六神丸、救○、奇○丸、救○丸と長い期間に
わたって大衆の支持が衰えない民間薬の主薬は牛黄である。
どのような経路で日本に入って来たのかは私には分からな
い。ハッキリと分かっているのはその効果だけある。

316

6. 熊胆

　能く燥を潤し、気を通じる。故に白通湯、四逆湯の証で津液欠乏し、元気衰廃し、血脈将に絶せんとする者には、此の品を加えて之を救う。

「傷寒論」では、陰病の下痢が進んで、下痢仍ほ止まず、手足は冷たく、脈に力無く、からえずき止まない者には白通湯に猪胆汁を加えて用いよ、とある。猪胆汁は上行して心胸に迫る虚気を下し、胸中の血の循りをのびやかにして下痢を治している。また生命の極の極、いまわのきわを救う方に通脈四逆加猪胆汁湯がある。両方ともに猪胆汁が無ければ熊胆を以て之に代うと註釈がある。通脈四逆加猪胆汁湯は血の循環を強めて胃腸疾患の末期を救う四逆加人参湯方中の人参を猪胆に代えたものである。

　熊胆、人参、乾姜或は麝香を含めた民間薬的製剤がもっともっと開発されても良いのではなかろうか。

　それにしても熊の冬眠に大いに働く熊胆の力を丸ごといただけるのは有難いことである。もし熊胆の入手が無理ならイノシシの胆で充分間に合うことを私は経験している。

主な引用文献

奥田謙蔵　　　「傷寒論講義」（医道の日本社　1965）
藤平健主講　　「類聚方広義解説」（創元社　2005）
龍野一雄編著　「新撰類聚方」（中国漢方　1989）
田畑隆一郎　　「漢法フロンティア」（源草社　2011）

おわりに

　現在、漢方薬の主流はエキス剤である。しかしそれは便利と普及に役立っているだけに見える。

　更に漢法の深奥に迫り、治験を重ねるとするならば、原典を読みこなし、「類聚方」に頼りながら煎薬を煮詰めるのがよい。そこから必ず新しい発見が生まれる筈である。「現代類聚方」が生かされる所以である。

　最近、拙著が全国的に多くの方々に読まれ、それなりに役立っているのは著者として喜びこれに優るものはない。本には生命がある。その生命に編集の上手さと、鮮やかな装丁の光を当てて輝かせてくれているのが源草社代表・吉田幹治氏である。御礼の言葉を探すのに苦労している。ありがとうございます。

2019年2月

卒寿を前にして、老骨にむちうって

田畑隆一郎

著者略歴

田畑 隆一郎（たばた たかいちろう）

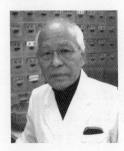

1930年、茨城県北茨城市に生まれる。
東京薬科大学にて薬用植物、漢方の手ほどきを受ける。
生地に薬局を開業し、近くの荒地を借りて開墾し、有機農法により運営する薬草園は1.3ヘクタール。その間、千葉大学東洋医学研究会に通い、藤平健、小倉重成両氏に師事。2000年、薬学博士取得（東邦大学大学院薬学研究科）。
漢方セミナー・無門塾主宰。
著書は次頁より記載。

住所／〒319-1724　茨城県北茨城市関本町八反185-2
TEL・FAX／0293（46）1415

現代類聚方
（げんだいるいじゅほう）

2019年4月3日　第一刷発行

著　者：田畑隆一郎
発行者：吉田幹治
発行所：有限会社 源草社
〒101-0051 東京都千代田区神田神保町1-19 ベラージュおとわ2F
電話 03-5282-3540　FAX 03-5282-3541
http://gensosha.net/
e-mail info@gensosha.net

印刷：株式会社上野印刷所
乱丁・落丁本はお取り替えいたします。
©Takaichiro Tabata, 2019 Printed in Japan
ISBN978-4-907892-23-4

JCOPY ＜(社)出版者著作権管理機構 委託出版物＞
本書の無断複写は著作権法上での例外を除き禁じられています。複写される場合は、そのつど事前に、(社)出版者著作権管理機構（電話 03-3513-6969、FAX 03-3513-6979、e-mail:info@jcopy.or.jp）の許諾を得てください。

源草社　田畑隆一郎作品

傷寒論の謎 二味の薬徴	薬草園のエネルギーが二味の薬徴の発想となり、傷寒論の謎に迫る。大ヒットした著者の処女作。 付録図版集「傷寒論の謎図版集」付き。	2002 年 2 月刊 A5 判並製　446 頁 オンデマンド版 本体価格：5,500 円
新装版 **漢法サインポスト** 症候別薬方運用の道しるべ	病人の現す症状を二味の薬徴により解析して証を求める。 付録図版集「症候別サインポストの図」付き。	1997 年 4 月刊 A5 判並製　280 頁 本体価格：4,800 円
傷寒論図説 証の転変と対応する薬方	証は流れる病態である。常に薬方と相対しながら。その流れに急流の傷寒あり、緩やかな中風あり。漢方研究家必考に便ならしめ図説してこれを示した。	2004 年 5 月刊 A5 判上製　320 頁 （2 色刷り） 本体価格：6,500 円
よくわかる 金匱要略	主として慢性疾患を扱う「金匱要略」は難しい解説書が多い。高踏な理屈を並べてもヒトの病気は治るものではない。傷寒論に倣って病の流れを体系的に述べ、平易に解説した図説傷寒論の姉妹書。	2004 年 6 月刊 A5 判上製　600 頁 本体価格：7,500 円
薬徴 漢方要薬利きかた効かせかた	生薬を知り、ときには栽培し、また採取し、そして相性の良い二味を組み合わせ、症状を考え、原典に顧みて証に結びつける。漢方実践基本の書。2006 年に日本東洋医学会奨励賞受賞。	2005 年 6 月刊 A5 判上製　480 頁 （カラー 160 頁） 本体価格：8,000 円
漢方 第三の医学。健康への招待	いま、日本で行われている漢方療法は中国医学の単なる受け売りではない。そこには先人の血のにじむような研鑽と、そこで発見し得た漢方独自の治療法があったのである。	2006 年 8 月刊 四六判並製　288 頁 本体価格：1,800 円

比較傷寒論	現在、多くの漢方家に支持されている奥田謙蔵先生の『傷寒論講義』を中心とし、他二、三の諸家の論を併論して、傷寒論の真髄に迫り、漢方治療の原点を見極める必携の書。	2007 年 12 月刊 A5 判上製　1060 頁 本体価格：10,000 円
漢法フロンティア	前書（漢法ルネサンス）を更に肉付けし、"漢方全書"の面目を躍如ならしめた大冊。この一冊を軌にすれば漢方のすべては事足りる。	2011 年 11 月刊 上下巻 2 冊セット 　上巻　B5 判上製 　　カラー 904 頁 　下巻　B5 判上製 　　カラー 272 頁 本体価格：22,000 円
漢法ナビゲーション 白夜航路に舵を取れ	前著『漢法フロンティア』の理論を更に深くつっ込み、しかも平易に日常の臨床に応用できる漢方治療座右の書。 巻末には「傷寒論」「金匱要略」の条文を掲載する。	2013 年 9 月刊 A5 変型判上製 372 頁 本体価格：3,800 円
きぐすり曼陀羅	きぐすり──生薬の世界を、一冊まるごとの図と表で表現。何よりも、漢方薬を効かせるために。本書の根幹である「薬方機能図」で漢方薬の組み合せを立体的に表現。 漢方処方の構造・成り立ちが理解出来る。	2016 年 2 月刊 A5 判並製　432 頁 本体価格：5,000 円
漢法治癒ノート	治癒への道筋が一目瞭然。第 1 部では病者から得た情報を"二味の薬徴"でまとめ、整理・展開。第 2 部では"二味の薬徴"の成立と応用を一覧に。全国にファンをもつ著者の、長年の経験に裏打ちされた言葉で、漢方と傷寒論を語る箴言集とも言える 1 冊。	2017 年 11 月刊 B5 判並製　272 頁 本体価格：8,000 円